O PODER DO YÔGA

Agradecimentos

Ousadamente, acredito que a coleção **O Poder do Poder** é um momento novo na indústria do livro. Um novo conceito de "construir e escrever" livros está nascendo — o livro-clipping.

Este sonho empresarial foi e é um desafio no jogo da vida. Aliás, este jogo — descobri — não é um jogo *ganha-perde* ou *perde-ganha*, é um jogo *ganha-ganha*. Todos ganham, culturalmente. Do autor ao leitor.

Quando começo a pensar nos difíceis estágios por que passou este projeto, não posso deixar de lembrar a importante colaboração que recebi de várias pessoas, sem as quais não seria possível a sua realização material.

Com orgulho literário, agradeço a todas essas pessoas, físicas e jurídicas — pesquisadores, programadores, jornalistas, escritores, advogados, empresários, diretores de editoras, de gráficas, de jornais e TVs — o apoio direto ou indireto que ofereceram à realização deste trabalho. Sem a solidariedade, profissional e humana, desses amáveis colegas de trabalho, este projeto editorial jamais teria sido possível.

A todos, minha infinita gratidão.

O Editor

Coleção
O PODER DO PODER

O PODER DO YÔGA

Yôga é qualquer metodologia prática que conduza ao samádhi. O Yôga não demora em produzir bons resultados, é um poderoso caminho para a auto-realização humana.

19

VOCÊ TEM O PODER DE MUDAR A SUA VIDA

LIVRO MARTIN CLARET CLIPPING

Coleção

O PODER DO PODER

Idealização e Realização
Martin Claret

Pesquisa e Organização
Manville Avalon

Projeto Gráfico
José Duarte Teixeira de Castro

Digitação
Celina Vian Marques

Revisão
Marcos D. Agathão

Editoração Eletrônica
Bypress Comunicação

Direção de Arte
José Duarte Teixeira de Castro

Fotolito da Capa
OESP

Fotolitos em Editoração Eletrônica
Publishop

Papel
Off-set 750g

Impressão e Acabamento
Cromosete Gráfica e Editora

EDITORA MARTIN CLARET
Rua Alegrete, 62 - Bairro Sumaré - CEP 01254-010
Tel.: (11) 3672-8144 - Fax: (11) 3673-7146
São Paulo - SP

www.martinclaret.com.br

LIVRO | MARTIN CLARET | CLIPPING

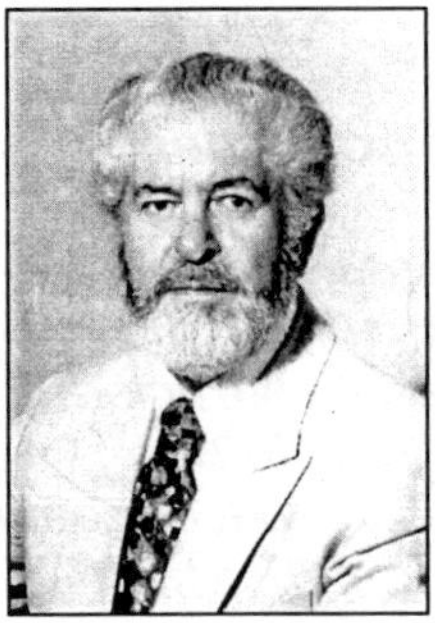

O Livro Vivo

MARTIN CLARET

O poder da informação

O homem é um animal neurolingüístico. Ele cria sua realidade a partir do pensamento e da palavra. Sua potencialidade é quase infinita. O conhecimento de si mesmo é a sua meta suprema.

Essa escalada do homem é uma imensa epopéia cósmica, e neste contexto cada criatura é um herói. Mas o início dessa escalada cultural foi terrivelmente difícil.

Vivemos, hoje, na "idade da informática". Não mais fazemos parte de uma cultura coletora, agrícola ou industrial, mas de uma cultura da informação. Vivemos numa época de profundas mudanças. Novas idéias e novos movimentos mudam o mundo quase que diariamente. Essas mudanças vêm a nós através de livros, jornais, cinema, teatro, filmes, chips de computador, etc. Nesta nova sociedade, quem tiver mais informações, tem maior poder. John Galbraith, o iluminado autor de A Era da Incerteza, proclamou: "Dinheiro é o combustível da sociedade industrial. Mas na sociedade da informática o combustível, o poder, é o conhecimento. Vê-se agora a estrutura de uma nova classe dividida entre aqueles que têm informação e os que devem atuar na ignorância. Esta nova classe não tem poder no dinheiro, ou na terra, mas no conhecimento."

Hoje, essa chave do poder do conhecimento é acessível à maioria dos seres humanos.

Definição de poder

Poder.

Nada exerce mais atração sobre os seres humanos do que essa palavra mágica. Nenhuma paixão é mais duradoura, nenhuma companhia mais constante. O poder é uma das mais legítimas emoções humanas. Sua motivação são os resultados. Agir para ser mais.

Poder é uma palavra incrivelmente emocional. Diante dela são infinitas nossas reações. Cada um tem um conceito pessoal da palavra poder. Para muitas pessoas ela tem uma conotação negativa. Outras, explícita ou secretamente, cobiçam o poder. Os mais ortodoxos suspeitam do poder. Cada um tem uma definição própria para o vocábulo poder.

Como uma cultura, nós temos sido ambivalentes a respeito do poder. Não obstante, poder— que deriva do latim potere, "ser capaz"— é energia. Sem poder não há ação ou movimento. Poder é um assunto central da transformação do ser humano.

Eu proclamo o Poder Correto — o poder usado não como instrumento negativo ou para glorificar o ego, mas a serviço da Vida. O poder como um ato de sabedoria e não como um instrumento para manipular pessoas. Poder compartilhado, e não o poder imposto.

Poder é a capacidade e habilidade de mudar nossas vidas. É a habilidade de definir as necessidades humanas e resolvê-las. Poder é energia.

O amor ao poder

Michael Korda, o editor-chefe da poderosa editora Simon & Suster— ele mesmo participante do fascinante jogo do poder —, no seu best-seller Poder, Como Conquistá-lo, Como Utilizá-lo, nos dá didaticamente as principais normas para criar poder.

Para completa informação de meus leitores, passo a transcrevê-las.

Primeira: "Pratique cada ação como se fosse a única coisa que realmente importa no mundo." Segunda: "Nunca revele aos outros tudo a teu respeito; guarde alguma coisa de reserva, para que eles nunca tenham certeza de que realmente te conhecem." Terceira: "Aprende a usar o tempo e pense nele como um amigo, não como um inimigo. Não o desperdices indo atrás de coisas que não desejas." Quarta: "Aprende a aceitar os teus erros. Não sejas perfeccionista a respeito de tudo." Quinta e última norma: "Não cries ondas; move-te suavemente, sem complicar as coisas."

Como homem, para quem o único limite do poder é o limite de acreditar, Michael Korda, nos dá, ainda, este ensinamento essencial: "Quanto mais mecâni-

co e complicado for o nosso mundo, mais precisamos da simplicidade do poder para nos guiar e proteger. É o único dom que nos permite continuar sendo humanos num mundo desumano — porque o amor ao poder é o amor por nós mesmos."

A gênese da coleção O Poder do Poder

Sou editor de livros. O universo da minha vida sempre gravitou em torno de ler livros e "fazer livros". Sempre amei o livro em todas as suas formas e sempre acreditei na função do livro. Para mim o livro tem o poder de mudar as pessoas, e de mudar o mundo. Há 20 anos proclamo o princípio cultural de "Ler mais para ser mais".

Na juventude e mesmo como adulto sempre copiei, recortei ou xeroquei textos de "especial importância" para o desenvolvimento do potencial humano. Formei pastas e pastas desse material informativo — para meu uso e eventualmente para o uso dos amigos. Essa idéia foi inspirada no genial DeWitt Wallace, o fundador da Reader's Digest (a nossa Seleções) — o projeto editorial de maior sucesso em todo o mundo. DeWitt também, antes de fundar sua revista "praticava" esse singular hobby de colecionar recortes de artigos de interesse permanente — aliás, essa foi a idéia que deu origem à sua famosa revista multinacional. Mais tarde, usei parte desse meu material e o know-how adquirido em minha atividade profissional. Esta é a gênese da coleção ***O Poder do Poder*** *e de outros trabalhos editoriais realizados por mim.*

O Livro-clipping

O útil Dicionário de Comunicação, de Carlos Alberto Rabaça/Gustavo Barbosa, publicado pela Editora Codecri, define a palavra inglesa ***clipping****, assim:* ***1.*** *Serviço de apuração, coleção e fornecimento de recortes de jornais e revistas sobre um determinado assunto, sobre as atividades de uma empresa ou instituição, sobre determinada pessoa, etc. É realização geralmente da organização, pela agência de RP ou de Publicidade que atende à empresa, ou por uma agência especializada neste tipo de serviço (conhecida como agência clipper).* ***2.*** *Recorte de jornal.* ***3.*** *O conjunto de recortes, recebido pelo interessado."*

Sem o saber, inconscientemente, ao colecionar e "organizar" os meus recortes, sempre vinha exercendo o ofício de organizar clipping, embora fosse para uma só pessoa — para mim mesmo.

Impulsionado por várias circunstâncias, depois de alguns anos, já como editor, resolvi usar os meus conhecimentos para ela-

borar esta coleção, usando o mesmo princípio do clipping. Dei uma estrutura mais refinada ao material de texto, organizei os assuntos, criei uma capa — e eis o livro-clipping. O grande e principal objetivo é difundir conhecimentos especializados, e transformar as pessoas. Sempre fui centrado nessa magnífica obsessão.

Estrutura textual da coleção

Estatísticas nos Estados Unidos revelam a incrível constatação: quase 50% das pessoas que compram livros não os lêem até o final. No Brasil não é diferente. Motivos: além de hábitos culturais improdutivos, descuidos de editoração contribuem para essa lamentável situação.

A coleção **O Poder do Poder** *é um esforço para corrigir, qualitativamente, algumas dessas falhas. Minha meta principal é apresentar um novo conceito de fazer livros — o livro-clipping. O livro essencializado, de interesse permanente, com texto na medida certa e de agradável diagrama. Livro de fácil leitura.*

A coleção é aberta — são aceitas sugestões de títulos e de assuntos. O próprio leitor torna-se um colaborador.

Embora esta coleção tenha estrutura de continuidade, cada livro possui sua autonomia própria. É um livro com começo, meio e fim. Os textos são capítulos essenciais extraídos de publicações nacionais e estrangeiras com afinidade de assunto, formando sinergeticamente um material redacional de grande coerência. A integridade do texto original é totalmente conservada.

Aos leitores que tenham interesse em aprofundar o assunto tratado em cada capítulo, recomendamos a leitura do livro original. Desejamos, mesmo, que os textos de cada capítulo motivem o leitor a uma consulta mais extensa ao livro-matriz. Aliás, esta é a essência do livro-clipping — provocar interesse e informar.

Mensagem cultural

A Galáxia de Johann Gutenberg (1400-1468) continua em expansão. A "idade da informática" ilumina mentes e corações. O homem continua sua fantástica escalada cultural. Nesse imenso universo vivo, o livro é a maior fonte de conhecimento e poder.

Livro muda as pessoas.
Livro muda o mundo.
"Ler mais para ser mais."

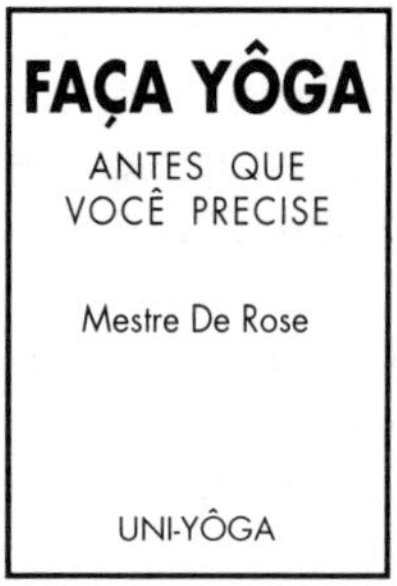

FAÇA YÔGA ANTES QUE VOCÊ PRECISE
(Ex-Prontuário de Yôga Antigo)
Mestre De Rose
Formato: 14 x 21
350 páginas
Uni-Yôga
Rio de Janeiro
1995
(Ver pág. 130)

Faça Yôga Antes que Você Precise

MESTRE DE ROSE

Exortação

"O conhecimento leva à União.
A ignorância leva à dispersão."

Ramakrishna

A todos os que praticam ou estudam Yôga, sinceros e com a alma pura, convocamos para participar do nosso trabalho de *União*.

A todos quantos estão mais preocupados em construir do que em criticar, conclamamos para que se unam e possam espargir nossa mensagem de *integração*.

A todos aqueles que não estão interessados em evidenciar o que existe de errado no Ser Humano, mas sim em cultivar o que existe de certo e bom, chamamos para que nos dêem as mãos e possamos todos juntos perpetuar as tradições ancestrais que nos foram transmitidas pelos Antigos.

A todos os que não querem perder tempo discutindo, mas, ao invés, anseiam aplicar esse tempo em encontrar o verdadeiro Yôga que existe em cada coisa ou pessoa; a, todos esses que querem a melhoria do Homem e sua confraternização cheia de afeto; a todos quantos aspiram por uma comunidade Yôgi onde a hostilidade e a competição fiquem fora; a todos esses nós abrimos nossos corações, estendemos nossos braços e lhes osculamos como a verdadeiros irmãos.

Definições

Yôga é qualquer metodologia estritamente prática que conduza ao samádhi.

Samádhi é o estado de hiperconsciência que só o Yôga proporciona.

Swásthya Yôga é o nome da sistematização do Yôga mais completo do mundo, o Yôga Ultra-Integral, baseado em raízes muito antigas (Dakshinacharatantrika-Niríshwarasámkhya Yôga).

As caraterísticas principais do Swásthya Yôga são:

1) sua prática extremamente completa, integrada por oito conjuntos de técnicas;

2) a codificação das regras gerais; e

3) o resgate do conceito arcaico de seqüências encadeadas sem repetição.

O que o Swásthya Yôga tem de tão especial?

De todos os tipos de Yôga que existem quero falar de um que é especial por ser o mais completo, o mais forte, antigo, bonito e fascinante. Produz efeitos rápidos e duradouros como nenhum outro. Esse Yôga muito especial é o Swásthya Yôga, sistematização do Dakshinacharatantrika-Niríshwarasámkhya Yôga, um Yôga muito antigo, do período pré-clássico. Para torná-lo inteligível precisei sistematizá-lo, como faria um arqueólogo com os fragmentos preciosos que fossem sendo encontrados.

Estudei muitos tipos de Yôga e vou à Índia quase todos os anos desde a década de 70. Estou convencido de que o Swásthya Yôga é realmente o melhor que existe. A maior prova disso é que o adotei. Se considerasse algum outro melhor, tê-lo-ia preferido, pois permito-me o direito de querer o melhor para mim. Mas não é só este autor que defende tal opinião. Praticantes de outros tipos de Yôga, quando travam contato com o nosso método, expressam a mesma alegria e perplexidade pela força, beleza e caráter absolutamente completo desta modalidade.

Para contar com um fã-clube tão entusiasmado, constituído em sua maioria por médicos, engenheiros, arquitetos, advogados, administradores de empresas, executivos, artistas, universitários e desportistas, um público jovem, lindo, culto e de bem com a vida, o Swásthya Yôga deve ter algo muito especial. Mas o quê?

1. O Swásthya Yôga contém

os elementos que fundamentam todas as demais modalidades de Yôga. Não há, na face da Terra, nenhum outro tipo de Yôga tão completo. Isso é constatado unanimemente pelos estudiosos e conhecedores que travam contato com o nosso trabalho. Numa prática de Swásthya Yôga você estará praticando Ásana Yôga, Raja Yôga, Bhakti Yôga, Karma Yôga, Jñana Yôga, Laya Yôga, Mantra Yôga e Tantra Yôga, bem como os elementos constituintes das subdivisões mais modernas, nascidas desses ramos, tais como o Hatha Yôga, Kundaliní Yôga, Kriyá Yôga, Dhyána Yôga, Maha Yôga, Suddha Raja Yôga, Ashtanga Yôga e muitos outros.

Mas atenção: o nosso Yôga não é formado pela combinação desses ramos, pois está baseado numa tradição bem mais antiga, anterior a eles.

2. O Swásthya Yôga tem raízes Sámkhya. Por ser um Yôga extremamente técnico, dinâmico e que não admite misticismo, agrada mais às pessoas dinâmicas, realizadoras e de raciocínio lógico.

3. O Swásthya é tântrico. Isso significa que é um Yôga sensorial e desrepressor. Desrepressor significa que não proíbe coisa alguma e ainda contribui para desreprimir. Orienta, mas não reprime. Sensorial significa que respeita e valoriza o corpo, sua beleza, sua saúde, seus sentidos e seu prazer. Logo, você tem liberdade total. Pode comer o que quiser, fazer o que quiser e, inclusive, não há proibição de sexo. Entretanto, há aconselhamento com relação a tudo isso e você segue se achar que deve. À medida que for aprimorando seus hábitos de vida e cultivando costumes mais saudáveis, vai recebendo do instrutor as técnicas mais avançadas.

Esse respeito pela liberdade do praticante tem sido uma das mais cativantes características do nosso tipo de Yôga, pois vai ao encontro das aspirações das pessoas e responde positivamente às reivindicações dos adeptos de outros ramos de Yôga restritivos que estão insatisfeitos com o terrorismo psicológico da repressão imposta por eles.

4. Nossa forma de executar os exercícios é diferente das formas modernas de Yôga. Nos últimos séculos popularizou-se uma maneira pobre de fazer os exercícios, estanques, separados uns dos outros e repetitivos como na ginástica. O Swásthya Yôga se inspira nas linhas mais antigas e executa os ásanas sincronizados harmoniosamente, brotando uns dos outros medi-

ante passagens extremamente bonitas e que permitem a existência de verdadeiras coreografias corporais, as quais nenhum outro tipo de Yôga possui. Sempre que alguém assiste os nossos vídeos, a exclamação é constante: "Ah! Então Yôga é assim? Eu não praticava porque pensava que fosse uma coisa lenta e monótona. Mas isso aí é lindíssimo!"

As coreografias foram reintroduzidas por este autor nos anos 60 do século XX. Na década de 70 surgiu nos Estados Unidos a modalidade Yôga Dance; na década de 80 surgiu na Índia o Yôga Sport e, na de 90, o, Yôgaerobic. Ainda na década de 80, surgiu na Argentina outra denominação: Yôga Artístico. Todas foram inspiradas no Swásthya Yôga. Os instrutores argentinos reconhecem isso, bem como os uruguaios, portugueses, alguns italianos e alemães, enquanto os estadunidenses não o reconhecem de forma alguma. No entanto basta comparar o nosso (mais antigo) com os deles (mais recentes) para perceber a clara influência que nós exercemos sobre suas interpretações originadas posteriormente. Aliás, eles também não reconhecem o fato histórico de que o primeiro a conseguir o vôo de um aeroplano mais pesado que o ar foi o brasileiro Santos Dumont e insistem na balela de que foram os irmãos Wright, para ficarem com os louros históricos. Filmes da época provam que o aparelho deles não venceu a força da gravidade, não decolou, mas foi catapultado por uma geringonça e depois planou com o auxílio de um motor. De mentiras históricas a História oficial está cheia.

5. Finalmente, o Swásthya é o único Yôga no mundo que possui regras gerais, ou seja, é o único que oferece auto-suficiência ao praticante. Num outro tipo de Yôga o instrutor tem que ensinar ao executante exercício por exercício: como respirar, quanto tempo permanecer, quantas vezes repetir, onde localizar a consciência, etc. Se esse instrutor ensinar dez exercícios, seu aluno não saberá fazer um décimo primeiro. Já, se utilizasse as regras gerais, o praticante teria a vantagem de não ficar atrelado ao instrutor e nem dependente dele. Se precisasse seguir sozinho, poderia continuar se aprimorando, pois, tendo aprendido apenas dez exercícios com as regras gerais, poderia desenvolver outros cem ou mil e prosseguir evoluindo sempre. As regras gerais conferem autonomia e liberdade ao sádhaka. As regras gerais são outra con-

tribuição da sistematização do Swásthya Yôga. Se você vir alguém usando regras gerais pode ter certeza de que travou algum tipo de contato com o nosso método, mesmo que o negue.

Bem, é tudo isso que o Swásthya Yôga tem de tão especial. Se quer saber mais, siga em frente. Os próximos capítulos lhe reservam revelações ainda mais intrigantes.

O Yôga não é o que você pensa

Tudo o que as pessoas imaginam que o Yôga seja ele não é. Se você pedisse a um amigo bem informado, lido e viajado que escrevesse dez frases diferentes para definir e classificar o Yôga, é bem provável que em dez ele errasse... as dez! Mas não fique decepcionado: muitos praticantes de Yôga cometeriam erros semelhantes.

Então, vamos começar por aí, pelo que o Yôga não é:

1. Yôga não é uma palavra feminina.

Não se diz "a ióga", como alguns dicionaristas brasileiros. Yôga é um termo masculino, pronuncia-se com ô fechado, escreve-se com Y e jamais com i. A esse respeito, leia os inquestionáveis esclarecimentos no meu livro *Yôga: Mitos e Verdades;* e confira ouvindo o cassete *Aprimore o seu sânscrito,* gravado na Índia. Confirme a existência do acento circunflexo nos livros *Aphorisms of Yôga,* de Sri Purohit Swámi, Editora Faber & Faber, de Londres (prefaciado por Yates!), e *Léxico de Filosofia Hindu,* de Kastberger, Editorial Kier, de Buenos Aires, acento cuja presença é ratificada pela Encyclopaedia Britannica, no verbete *Sanskrit language and literature,* volume XIX, pág. 954, edição de 1954.

2. O verdadeiro Yôga, de mais de 2.000 a.C., não comporta nenhum misticismo.

O misticismo constitui uma deturpação que começou a ocorrer cerca de 20 séculos e atingiu seu apogeu no período medieval. O desenvolvimento de chakras, despertamento de kundaliní, a aquisição de paranormalidades, bem como as percepções e estados de consciência superior, nada tem de sobrenatural. São fenômenos perfeitamente naturais que estão ao alcance de qualquer pessoa que tenha disciplina.

3. O Yôga não é terapia.

Embora produza efeitos extraordinários sobre a saúde, não se pode admitir uma tão descabida inversão de valores. O Yôga é filosofia, não terapia.

Os excepcionais benefícios que o Yôga proporciona devem-se ao fato de que o praticante está executando técnicas corporais inteligentes, treinando exercícios respiratórios, administrando o stress, superando o sedentarismo, aprendendo a alimentar-se melhor, a explorar seu potencial interior, etc.

Enfim, impressionante seria se, com isso tudo, a saúde, a energia e a beleza do corpo não respondessem com um forte incremento. Mas não se deve procurar o Yôga quando se está doente e sim antes. Lembre-se da máxima do Swásthya Yôga que ficou célebre no mundo inteiro: *Faça Yôga antes que você precise*. Natação também é boa para a coluna e para asma mas não é classificada como terapia e sim como esporte.

4. O Yôga não acalma: energiza!

Não confunda reduzir stress com acalmar. Karatê também reduz o stress, mas não acalma. Nos textos antigos da Índia sobre o Yôga, ele é associado com a idéia de poder, força e energia. Jamais com a de calma ou passividade. O que ocorre é que uma pessoa forte, em geral, tem um comportamento mais sereno porque confia em sua força e não precisa se auto-afirmar como outro que se sente fraco. O praticante de Yôga não deve ser calmo, mas sim forte e dinâmico.

5. Não existe um tipo único de Yôga: existem 108 modalidades.

No Brasil temos mais de 40 ramos. Nem todos os tipos de Yôga são bons. Alguns são autênticos mas a maioria é tão deturpada que chega a ser francamente prejudicial.

As modalidades de Yôga não são compatíveis entre si. Quem pratica um Yôga não deve misturá-lo com outro. Deve-se buscar um que seja mais autêntico e dedicar-se exclusivamente a esse, sem mesclas.

Quem se dedica a outros sistemas supostamente similares, tais como tai-chi, chi-kun, do-in, shiatsu, kuatsu, tui-na, macrobiótica, probiótica, biodança, bioenergética, antiginástica, feldenkrais, rolfing, eutonia, eubiose, teosofia, logosofia, antroposofia, rosacruz, esoterismo, gnose, controle mental, zen, etc., não deve misturá-los entre si, nem qualquer deles com o Yôga. Se desejar dedicar-se ao Yôga, ou a qualquer uma dessas correntes deve parar com as demais e oferecer dedicação exclusiva e séria, sem misturanças.

6. O Yôga não tem teoria. É estritamente prático.

Quando você executa as técnicas, isso é Yôga. Quando fala sobre elas, não é. Toda a teoria que coloquei neste livro ou que outros autores puseram no deles não é Yôga. São apenas as nossas opiniões, comentários, histórico, etc. O Yôga é a prática. A fundamentação teórica do Yôga chama-se Sámkhya. O Dicionário Aurélio confirma: *Yôga é a prática da filosofia Sámkhya.*

7. O Yôga não é parado. É dinâmico. É lindo. É forte.

Assista ao vídeo *Coreografias do Swásthya Yôga.* Você vai concordar.

Se, eventualmente, alguém supuser que o Yôga antigo não possuía coreografias e que foi este autor que as introduziu, devo corrigir o conceito (para que não torne preconceito): o que fiz foi resgatar uma estrutura antiga, que estava quase perdida.

Quer um exemplo? *Surya namaskara!* Ele é considerado um dos mais antigos conjuntos de exercícios físicos do Yôga, que remonta aos tempos em que o homem primitivo cultuava o Sol. Pois o *surya namaskara,* saudação ao Sol, é o mais eloqüente exemplo da existência do que denominamos coreografia, no seio do Yôga ancestral.

O *surya namaskara* é a única coreografia que resta no acervo que o Hatha Yôga herdou dos Yôgas pretéritos, porque o Hatha é um Yôga moderno, surgido no século XI da era cristã e que já perdeu quase toda a sua tradição iniciática.

Portanto, o que hoje chamamos coreografia já existia e era uma prática bem remota. Só que atualmente é pouco conhecida, por estar praticamente extinta. Quanto a parecer dança, não nos esqueçamos de que o criador do Yôga, Shiva, era um dançarino e foi imortalizado na mitologia com o título de Nataraja (rei dos bailarinos).

8. O Yôga não demora a produzir resultados.

Uma grande quantidade de efeitos começa a se processar já nas primeiras semanas e muitos deles são sentidos até na prática inicial. A flexibilidade começa a aumentar a partir da primeira sessão. No primeiro dia o stress começa a declinar. As dores nas costas provenientes de má postura cessam imediatamente. Dores de cabeça decorrentes de tensão podem ser eliminadas na hora. Insônias costumam ceder após a primeira prática. Também se observa a tendência à rápida normalização de alguns tipos de hipertensão arterial. Asma, úlcera, impotência sexual respondem muito bem aos exercícios.

Contudo, é fundamental encarar isso como um acréscimo de saúde decorrente de uma revisão da sua qualidade de vida, exercícios, alimentação e atitude interior, mas *não como terapia.*

9. O Yôga é para gente jovem.

Não apenas cronologicamente, mas biologicamente jovem. Isso significa que uma pessoa com poucos anos pode estar menos apta que outra com mais idade.

Errada é a concepção de que o Yôga possa servir para a terceira idade. Só se o praticante estiver em excelente forma física.

Um Yôga verdadeiro é muito forte para pessoas idosas ou enfermas. Sua simplificação constituirá, na melhor das hipóteses, uma mutilação. E em alguns casos, uma enganação.

Não quero declarar que os exercícios adaptados venham a ser forçosamente desaconselháveis. Absolutamente. Dependendo da competência do instrutor, podem vir a ser benéficos. Só que, nesse caso, precisariam ter outro nome, já que Yôga deve conduzir a uma meta claramente definida, a qual não é proporcionada por tais programas simplificados. A enganação, então, consistiria em anunciar que as práticas são de Yôga quando, na verdade, não o são.

Neste ponto é conveniente conhecermos a definição de Yôga mais aceita no mundo inteiro para designar qualquer tipo de Yôga:

Yôga é qualquer metodologia estritamente prática que conduza ao samádhi.

Quando propus essa definição, na década de 60, ela custou a ser compreendida porque fora divulgada somente no Brasil, onde, na época, os instrutores de Yôga tinham muito pouca cultura. A partir dos anos 80 passei a divulgar minha proposta na Europa e na Índia. Aí ela foi rapidamente compreendida e aceita como a que conseguia dizer, com o menor número de palavras, o que era Yôga genericamente, de forma a servir para qualquer ramo ou linha. Independentemente da definição geral, para todas as modalidades, cada tipo de Yôga possui a sua definição particular, relativa à sua especialização.

10. O Yôga é para homens.

As mulheres são muito bem aceitas, mas é preciso que se saiba que na Índia, em muitas escolas, só os homens praticam Yôga. Em cada cem praticantes encontramos no máximo uma mulher. Diversos áshrams simplesmente não as aceitam. "O Yôga é coisa para homens", justificam eles.

No nosso caso, não discriminamos ninguém. Temos muitas mulheres integrando o corpo de praticantes, de instrutoras e de diretoras. No entanto, observamos que as donas-decasa, geralmente, não se adaptam. As que costumam gostar mais do método são as dinâmicas e independentes, as empresárias, executivas, profissionais liberais, universitárias e desportistas.

Estes dez itens são apenas alguns dos elementos com os quais busco resgatar a verdadeira imagem do Yôga. Os instrutores de Yôga do século XX não gostaram nada disso, pois muito do que afirmo prejudicou seus negócios. Entretanto, os professores do século XXI vão ficar bastante gratos por termos tido a coragem de enfrentar a modorra da acomodação e a inércia que só serviam para incrustar mais profundamente o parasita do equívoco e o da máfé que estavam deteriorando a boa imagem desta renomada filosofia de vida.

Minhas idéias publicadas na primeira edição deste livro foram violentamente perseguidas em meados do século passado. Mas à medida que os anos transcorriam e a humanidade se aproximava do Terceiro Milênio, mais e mais portas se nos abriam, até que chegamos a contar com a aprovação e o apoio de todos os segmentos da sociedade, desde a medicina até a Igreja, a imprensa, as universidades.

Foi graças a esse apoio que introduzi o Curso de Formação de Instrutores de Yôga em praticamente todas as Universidades Federais, Estaduais e Católicas do Brasil. Até quem não simpatiza com a minha maneira de dizer as coisas é forçado a reconhecer que foi um feito notável, o qual deve sèr creditado não ao ego do De Rose, mas ao mérito do Yôga e dos yôgins como um todo.

O que é o Swásthya Yôga

(Pronuncie: "Suástia")

Desejando conhecer os efeitos do Swásthya Yôga, dirija-se ao capítulo correspondente.

I. Prática Ortodoxa

Swásthya, em sânscrito, língua morta da Índia, significa *auto-suficiência (swa* = seu próprio). Também embute os significados de saúde, bem-estar, conforto, satisfação. Pronuncia-se "suástia". Em hindi, a língua mais falada na Índia, significa simplesmente saúde. Nesse caso, com o sotaque hindi, pronuncia-se "suásti". Não permita que pessoas pouco informadas confundam *Swásthya* sânscrito, método antigo, com *Swásthya* ("suásti") hindi, que daria uma interpretação equivocada com conotação terapêutica.

O verdadeiro Yôga Integral é o Swásthya Yôga, o Yôga mais completo, mais integrado que existe.

A definição formal do nosso Yôga é a seguinte:

Swásthya Yôga é o nome da sistematização do Yôga mais completo do mundo, Yôga Ultra-Integral, baseado em raízes muito antigas (Dakshinacharatantrika-Niríshwarasámkya Yôga). A característica principal é sua prática ortodoxa denominada ashtanga sádhana (ashtanga = oito, anga = parte, sádhana = prática):

Swásthya Yôga é o próprio tronco de Yôga Pré-Clássico após a codificação. O Swásthya Yôga mais autêntico é o ortodoxo, no qual cada prática é constituída pelas oito partes seguintes:

1. *mudrá* — gesto reflexológico feito com as mãos;
2. *pújá* — retribuição de energia;
3. *mantra* — vocalização de sons e ultra-sons;
4. *pránáyáma* — domínio da bioenergia através de exercícios respiratórios;
5. *kriyá* — atividade de purificação das mucosas;
6. *ásana* — posições físicas;
7. *yôganidrá* — técnica de descontração;
8. *samyama* — concentração, meditação e samádhi.

Existem vários tipos de ashtanga sádhana. A estrutura acima é a primeira que o praticante aprende. Denomina-se adi (seguido de palavra iniciada por vogal o *i* se transforma em *y*). O segundo tipo é o viparita ashtanga sádhana, para alunos graduados. Depois virão maha, swa, manásika e gupta ashtanga sádhana, somente acessíveis a instrutores de Yôga.

Este livro contém uma aula de ady ashtanga sádhana nas páginas de cor diferenciada para você praticar. Mas, antes, procure ler todas as instruções que se seguem na ordem apresentada.

Entretanto, para aqueles que não se identificam com esta forma mais completa, existe a alternativa denominada Prática Heterodoxa, que explicarei a seguir.

II. Prática Heterodoxa

Nesta variedade a estrutura de cada prática é determinada pelo instrutor que a ministra. Portanto, trata-se de uma alternativa totalmente flexível, em que a sessão pode ser constituída por um só anga, dois deles ou quantos o ministrante quiser utilizar, e na ordem que melhor lhe aprouver. Pode, por exemplo, ministrar um sádhana exclusivamente de ásana, ou de mantra, ou de pránáyáma, ou de samyama, ou de yôganidrá, etc. Ou pode combinar alguns deles à sua vontade. Ainda assim pode ser Swásthya Yôga, desde que obedeça às demais características mencionadas no próximo item e desde que haja uma orientação generalizada de acordo com a filosofia que preconizamos.

Todavia, na aplicação desta alternativa o instrutor deverá, de preferência, utilizar todos os angas, conquanto possa fazê-lo em ocasiões diferentes e com intensidades variáveis. Dessa maneira, nas várias aulas que ministrar durante o mês, terá proporcionado aos alunos a experiência e os benefícios de todos os oito angas.

O ideal é que o instrutor não adote somente a versão heterodoxa e sim que a combine com a ortodoxa, lecionando, por exemplo, duas vezes por semana, uma com a primeira e outra com a segunda modalidade de prática.

Já para os exames de habilitação de instrutores só é aceita a versão ortodoxa.

III. Características do Swásthya Yôga (tanto ortodoxo quanto heterodoxo)

1. Ashtanga Sádhana

A primeira característica é a prática regular integrada em oito partes, que já foi descrita no início do capítulo.

2. Regras gerais de execução

Uma das mais marcantes contribuições históricas da nossa sistematização foi o advento das regras gerais, as quais não são encontradas em nenhum outro tipo de Yôga... a menos que venham a ser incorporadas a partir de agora, por influência do Swásthya Yóga. Já temos testemunhado exemplos desse plágio em aulas e textos de vários tipos de Yôga em diferentes países após o contacto com o Swásthya. É fácil provar que as regras e demais características do nosso método não eram conhecidas nem utilizadas anteriormente: basta consultar os livros de várias modalidades de Yôga publicados antes da codificação do Swásthya. Em nenhum deles vai ser encontrada referência alguma às regras gerais de execução. Nem uma prática tão completa.

Por outro lado, podemos demonstrar que as regras gerais constituíram apenas uma descoberta e não uma adaptação, pois sempre estiveram presentes subjacentemente. Tome para exemplo alguns exercícios quaisquer, tais como uma anteflexão (paschimottanásana), uma retroflexão (bhujangásana) e uma lateroflexão (trikonásana), e execute-os de acordo com as regras do Swásthya Yôga. Depois consulte um livro de Hatha Yóga e faça as mesmas posições seguindo suas extensas descrições para cada exercício. Você vai se surpreender: as execuções serão equivalentes em mais de 90% dos casos. Portanto, existe um padrão de comportamento. Esse padrão foi identificado por nós e sintetizado na forma de regras.

Tal fato passou despercebido a tantas gerações de mestres do mundo inteiro durante milhares de anos e foi descoberto somente na entrada do terceiro milênio, da mesma forma como a lei da gravidade passou sem ser registrada pelos grandes sábios e físicos da Grécia, Índia, China, Egito e do mundo todo, só vindo a ser descoberta bem recentemente por Newton. Assim como Newton não inventou a gravidade, eu também não inventei as regras de execução. Elas sempre estiveram lá, mas ninguém viu.

No Swásthya Yôga as regras ajudam bastante, simplificando e acelerando a aprendizagem do praticante. Ao instrutor, além disso, poupa um tempo precioso, habitualmente gasto com descrições e instruções desnecessárias.

As regras serão explicadas no capítulo *Como executar os exercícios das ilustrações.*

3. Seqüências coreográficas

Outra importante característica do Swásthya Yôga é o resgate do conceito primitivo de treinamento, que consiste em execuções mais naturais, anteriores ao costume de repetir os exercícios. A instituição do sistema repetitivo é muito mais recente do que se imagina. As técnicas antigas, livres das limitações impostas pela repetição, tornavam-se ligadas entre si por encadeamento espontâneo. No Swásthya Yôga esses encadeamentos constituem passagens entre os ásanas não repetitivas nem estanques, o que predispõe à elaboração de execuções coreográficas.

Assim, (A) a não repetição, (B) as passagens (movimentos de ligação) e (C) as coreografias (com ásanas, mudrás, bandhas, kriyás, etc.), são conseqüências umas das outras, reciprocamente, e fazem parte desta terceira característica do Swásthya Yóga.

As coreografias também não

são uma criação contemporânea. Esse conceito remonta ao Yôga primitivo, do tempo em que o homem não tinha religiões institucionalizadas e adorava o Sol. O último rudimento dessa maneira primitiva de execução coreográfica é a mais ancestral prática do próprio Hatha Yôga: o surya namaskara!

Ocorre que o surya namaskara é a única reminiscência de coreografia registrada nas lembranças do Yôga moderno. Não constitui, portanto, caraterística sua. Vale lembrar que o Hatha Yôga é um Yôga moderno, um dos últimos a surgirem, já no século XI depois de Cristo, cerca de 4.000 anos após a origem.

Esquema de atuação escalonada do Método De Rose de Yôga Avançado

ETAPA	FASE	ESTÁGIO	EM QUE CONSISTE
INICIAL	1	Bio-Ex	Preparatório antes do Yôga.
"	2	Ashatanga Sádhana	Reforço da estrutura biológica.
MEDIAL	3	Bhuta Shuddhi	Purificação corporal.
"	4	Maithuna	Canalização da energia sexual.
FINAL	5	Kundaliní	Despertamento da energia criadora.
"	6	Samádhi	Estado de hiperconsciência.

A mecânica do método De Rose

Basicamente, o método consiste em duas etapas: a final, que tem por objetivo despertar a energia kundaliní, com o conseqüente desenvolvimento dos chakras, seus poderes paranormais e, finalmente, a eclosão da hiperconsciência chamada samádhi. E a outra etapa, a inicial, que tem por objetivo preparar o praticante para suportar o empuxo evolutivo que ocorrerá na etapa final. O resultado desse preparo prévio é o reforço da estrutura biológica com um imediato aumento sensível da vitalidade. Entre as duas há um nível medial, de purificação mais intensiva e energização da sexualidade.

Noutras palavras, a etapa inicial visa a proporcionar saúde e força suficientes para que o praticante agüente as enormes alterações biológicas resultantes de uma evolução pessoal acelerada que ocorrerá na etapa final.

Por isso, a etapa inicial tende a proporcionar todos aqueles efeitos mencionados no capítulo anterior. É que a fase final vai trabalhar para tornar o praticante uma pessoa fora da faixa da normalidade, acima dela. Se alguém está fora dessa faixa para baixo, a fase inicial vai içá-lo até à normalidade plena, conferindo-lhe uma cota ótima de saúde e vitalidade. Daí poderemos fazer um bom trabalho de desenvolvimento interior equilibrado e seguro, no qual o praticante vai conquistar uma evolução de um milhão de anos em uma década. Para isso, há que ter estrutura.

Por esse motivo, há uma legião de pessoas que adotam o Yôga apenas visando os benefícios propiciados pela prática introdutória e por aí ficam, satisfeitos com os ótimos resultados obtidos.

Vejamos agora, estágio por estágio.

1. Bio-Ex

Bio-Ex é *exercício biológico.* Trata-se de um pré-Yôga. É o estágio preliminar, obrigatório antes de o interessado ter acesso ao Yôga. Vai trabalhar exclusivamente o corpo, com efeitos imediatos, intensos e de larga duração. Desenvolve a flexibilidade, a vitalidade, o tônus muscular e a saúde como um todo.

Tem uma proposta descomplicada, sem filosofia, sem compromissos, sem sânscrito.

Bio-Ex é uma especialização nascida de um desdobramento do Swásthya heterodoxo, que, todavia, conquistou identidade própria. Não deve ser confundido com Yôga.

O Bio-Ex possui uma subdivisão *light,* o Lite-Ex, que pode ser aplicada a um público que aspire por exercícios menos vigorosos.

Embora pertença à estrutura global do Swásthya como um

pré-Yôga, ele sozinho não é Yôga. Bio-Ex não é Yôga porque não se enquadra na definição técnica do Yôga. Lembra-se dela? *Yôga é qualquer metodologia estritamente prática que conduza ao samádhi.* Ora, se Bio-Ex não se propõe a conduzir ao samádhi, como de fato não conduz, então tecnicamente não é Yôga.

Consiste em técnicas corporais, sem cansaço, exercícios biológicos, baseados em movimentos conscientes, sem repetição, que atuam prioritariamente em três áreas:

1. *Flexibilidade* — Esta compreende o alongamento muscular e a flexibilização articular, pois o alongamento só atua no âmbito muscular; contudo, se queremos conquistar uma boa flexibilidade, precisamos aumentar o ângulo de amplitude das articulações.

2. *Tônus muscular* — Visa ao aumento de força, à definição da musculatura e ao enrijecimento dos tecidos, sem comprometer a flexibilidade.

3. *Vitalidade* — Ao realizar um trabalho continuado e gradual que promove profundas mudanças na vascularização da massa muscular, reforçadas pelo aumento de oxigenação celular e a redução do stress, o resultado é uma sensação de bem-estar, boa disposição, alegria de viver e incremento na saúde de todos os tecidos e órgãos do corpo.

A partir dessa terceira área, compreende-se por que o Bio-Ex tende a atuar em uma larga gama de efeitos corporais aos quais muita gente atribui conotações terapêuticas.

Por que sentimos a necessidade de introduzir o Bio-Ex:

A estruturação do Bio-Ex teve vários objetivos. Um deles foi devolver ao Yôga a estrutura original de filosofia iniciática, envolvê-lo em um casulo protetor que impedisse o deterioramento pelo contato corrosivo com a poluição do consumismo do final do século XX.

Outra razão foi dar àquelas pessoas que não queriam Yóga, mas tampouco ginástica, uma alternativa saudável de se exercitar.

Não suportávamos mais ter que conviver com a inversão de valores, a qual afastava do Yôga justamente as pessoas que eram o seu público-alvo, e atraía gente equivocada que não queria Yôga nenhum, mas vinha bater à porta dos instrutores para comprar "yóga a metro" ou "yóga a quilo". Pessoas que vinham buscando, na verdade, não Yôga, mas tábuas de salvação; que nos procuravam sem entender a proposta da nossa arte.

Por isso, elaboramos um método que servisse de escudo protetor para a nossa filosofia de vida. E, em seguida, alteramos a balança da lei de oferta-e-procura, a favor do Yôga. Conseguimos torná-lo mais respeitado, reduzindo a oferta, aumentando a procura, limitando drasticamente o número de privilegiados que teriam acesso a ele.

Hoje, mesmo quem chegar procurando por Yôga vai ser informado de que o nosso sistema é assim: primeiro todos precisam passar pelo período preparatório, denominado Bio-Ex, a fim de adquirir estrutura suficiente para suportar o impacto do Yôga, que aprenderá posteriormente. Nesse meio tempo, muita gente vai descobrir que desejava mesmo era Bio-Ex e seguirá aperfeiçoando-se nesse sentido. Os outros, se de fato tiverem vocação e merecimento para receber a iniciação no Yôga, eventualmente terão acesso a essa prerrogativa.

Assim, o Yôga voltou a ser iniciático, hermético. Numa palavra: seletivo! Aí, passou a despertar até mais interesse. Agora, repentinamente, todo mundo passou a saber que temos esse tesouro e a bater na nossa porta para candidatar-se a uma das raras e por isso mesmo preciosas vagas nas turmas de Yôga.

Desde que passamos a adotar essa política de conversão de imagem, nosso público melhorou bastante.

2. Ashtanga Sádhana

Uma das principais caraterísticas do Swásthya Yôga é o Ashtanga sádhana. Ashtanga sádhana significa *prática em oito partes* (*ashta* = oito; *anga* = parte; *sádhana* = prática). Utilizamos diversos níveis desse programa óctuplo. O primeiro nível, para aqueles que já foram autorizados a ingressar no Yôga, é o ady ashtanga sádhana *(adi, ady* = primeiro, fundamental), o qual é constituído pelas oito partes seguintes, nesta ordem:

1. *mudrá* — gesto reflexológico feito com as mãos;
2. *pújá* — sintonização com o arquétipo;
3. *mantra* — vocalização de sons e ultra-sons;
4. *pránáyáma* — domínio da bioenergia através de exercícios respiratórios;
5. *kriyá* — purificação das mucosas;
6. *ásana* — posições psicofísicas;
7. *yôganidrá* — técnica de descontração;

8. *samyama* — concentração, meditação e outros exercícios mais profundos.

Análise dos oito Angas:

1. *Mudrá*

É o gesto ou selo que, reflexologicamente, ajuda o praticante a conseguir um estado de receptividade superlativa. Mesmo os que não são sensitivos podem entrar em estados alfa e teta, já nesta introdução.

2. *Pújá* (manásika pújá)

É a técnica que estabelece uma perfeita sintonia do sádhana com o arquétipo desta linhagem. Com isso, seleciona um comprimento de onda adequado a esta modalidade de Yôga, conecta seu plugue no compartimento certo do inconsciente coletivo e liga a corrente, estabelecendo uma perfeita troca de energia entre o discípulo e o Mestre.

3. *Mantra* (vaikhari mantra: kirtan e japa)

A vibração dos ultra-sons que acompanham o "vácuo" das vocalizações, neste caso do ady ashtanga sádhana, tem a finalidade de desesclerosar os meridianos para que o prána possa circular. Somente depois dessa limpeza é que se pode fazer pránáyáma. O Swásthya Yôga utiliza centenas de mantras: kirtan e japa; vaikhari e manásika; saguna e nirguna mantras.

4. *Pránáyáma* (swara pránáyáma)

São exercícios respiratórios que bombeiam o prána para que circule pelas nadís e vitalize todo o organismo. E também a fim de distribuí-lo entre os milhares de chakras que temos espalhados por todo o corpo. Bombear aquela energia por dutos obstruídos pelos detritos decorrentes de maus hábitos alimentares, secreções internas mal eliminadas e emoções intoxicantes pode resultar inócuo ou até prejudicial. Por isso, antes do pránáyáma, procedemos à prévia limpeza dos canais, na área energética. Utilizamos 46 pránáyámas codificados.

5. *Kriyá*

São purificações das mucosas, que têm a finalidade de auxiliar a limpeza do organismo, agora em nível físico. Em se tratando de Yôga, só se deve proceder aos exercícios físicos após o cuidado de limpar o corpo por meio dos kriyás.

6. *Ásana*

Esta é a parte mais conhecida e característica do Yôga para o público leigo. Não é ginástica e não tem nada a ver com Educação Física. São os exercícios psicofísicos que produzem efeitos extraordinários para o corpo em termos de boa forma, flexibilidade, musculatura, equilíbrio de peso e saúde em geral. Para aproveitar ao máximo seu potencial, os ásanas devem ser precedidos pelos kriyás, pránáyámas, etc. Aplicamos mais de mil ásanas codificados. Os efeitos dos ásanas começam a se manifestar a partir do yóganidrá.

7. *Yóganidrá*

É a descontração que auxilia o yôgin na assimilação e manifestação dos efeitos produzidos por todos os angas. A eles, soma os próprios efeitos de uma boa recuperação muscular e nervosa. Mas atenção: yôganidrá não tem nada a ver com o shavásana do Hatha Yôga. Shavásana, como o nome já diz, é apenas um ásana, uma posição, em que se relaxa, mas não é a ciência do relaxamento em si. Essa ciência se chama yôganidra e ela não consta do currículo do Hatha Yôga. O Yôganidrá aplica não apenas a melhor posição para relaxar, mas também a melhor inclinação em relação à gravidade, o melhor tipo de som, de iluminação, de cor, de respiração, de perfume, de indução verbal, etc.

8. *Samyama*

Essa técnica compreende concentração, meditação e o samádhi "ao mesmo tempo", isto é, praticados juntos, em seqüência, numa só sentada (etimologicamente, samyama pode significar ir junto). Se o praticante vai fazer apenas concentração, chegar à meditação ou atingir o samádhi, isso dependerá exclusivamente do seu adiantamento pessoal. Assim, também é correto denominar o oitavo anga de dhyána, que significa meditação. É uma forma menos pretensiosa.

Portanto, mesmo uma prática de Swásthya Yôga considerada para iniciantes, como este conjunto de oito feixes de técnicas que acabamos de analisar e que constitui a fase inicial do nosso método, será bem avançada em comparação com qualquer outro tipo de Yôga, já se prevendo a possibilidade de atingir um sabíja samádhi.

Essa verdadeira obra de arte, o ashtanga sádhana, é a nossa prática mais simples. Qualquer pessoa que tenha praticado algum outro ramo de Yôga durante uns bons anos fica admirado com a profundidade, amplitude e força da nossa aula mais elementar. Observei que ocorre uma espécie de "crise dos dez anos" nos praticantes de outras modalidades. É como se descobrissem de repente:

Há dez anos que estou praticando esta ióga e não aconteceu nada de especial!

Em conseqüência, eles migram para o Swásthya Yôga. Deparam-se com o ashtanga sádhana e prostram-se perplexos como quem dá uma inadvertida testada numa porta de vidro. Freqüentemente, após o choque da primeira aula, repetem a mesma frase:

— Em dez anos de ióga eu não aprendi tanto quanto nesta primeira aula do seu método!

E isso porque só conheceram o ady ashtanga sádhana, o mais primário. Depois vêm outros mais adiantados: o viparita ashtanga sádhana, o maha ashtanga sádhana, o sva ashtanga sádhana, o manásika ashtanga sádhana, etc., que não serão explicados neste livro.

Como o Swásthya Yôga pode ser tão completo? Ele é prodigiosamente global por tratar-se de um proto-Yôga integrado, Yôga pré-clássico, pré-vêdico, pré-ariano. Yôga original, resgatado diretamente de seu registro akáshico. Dele nasceram todos os demais e por essa razão ele possui os elementos constitutivos dos principais e mais antigos ramos de Yôga. Por isso é tão completo.

Certa vez um aluno me perguntou se havia alguma literatura que explicasse por que o meu método era tão eficiente e rápido para produzir efeitos. Indiquei o livro *Kundaliní Yôga,* do Swámi Shivananda, página 86 da segunda edição argentina. Em poucas linhas o mestre hindu nos proporciona uma excelente elucidação, quando diz:

"Os Hatha Yôgins o conseguem mediante a prática de pránáyáma, ásana e mudrá; os raja yôgins, mediante a concentração e o treinamento da mente; os bhaktas, por devoção e entrega total; os jñanis, mediante o processo analítico da vontade; e os tântricos, mediante mantras, bem como pelo kripa guru (a graça do Mestre) por imposição das mãos, a fixação do seu olhar ou o mero sankalpa."

Quando estudante, ao me deparar com essas afirmações, fiz uma anotação à margem daquela página:

"Um método detentor, simultaneamente, de todos esses recursos e outros mais, como se denominaria um Yôga assim tão poderoso?"

Posteriormente descobri: seu nome é Dakshinacharatantrika-Niríshwarasámkhya Yôga, hoje extinto. Uma vez codificado, em 1960, recebi por *insight* a denominação Swásthya Yôga. Mas o que ficou valendo mesmo para a opinião pública foi "o sistema do De Rose".

Satguru Nyasa Sádhana

Independentemente das diversas gradações de ashtanga sádhana ortodoxo e das miríades de variações heterodoxas, nossa tradição também possui uma prática muito forte chamada Satguru nyasa sádhana. Ela é tão poderosa porque o discípulo a recebe por via direta, de dentro para fora, numa espécie de catarse desencadeada por ação de presença do Mestre.

Este sádhana só pode ser transmitido pelo Satguru, isto é, pelo Mestre dos demais Mestres, aquele que ocupa o mais alto grau na hierarquia oficial do Swásthya Yôga. Sua simples presença catalisa as energias dos sádhakas e eles passam a executar ásanas, mudrás, pránáyámas, mantras, bandhas, kriyás, dhráraná, dhyána e samádhi sem que o Preceptor transmita qualquer ensinamento concretamente. Ele apenas se permite corrigir algumas práticas que não tenham sido captadas de forma correta.

3. Bhuta Shuddhi

É a etapa de purificação do corpo e seus meridianos de prána, as nadís. Na terceira parte do ady ashtanga sádhana (o anga mantra), e depois na quinta parte, (o anga kriyá), já demos os primeiros passos nessa tarefa. Trata-se agora de especializar e aprofundar a purificação, não apenas com mantras, kriyás, pránáyámas, mas também com uma rígida seleção alimentar, jejuns regulares moderados e com um sistema de reeducação das emoções para que o praticante não emporcalhe seu corpo com os detritos tóxicos das emoções viscosas como o ódio, a inveja, o ciúme, o medo, etc. Também tratamos de regular a quantidade de exercício físico, de trabalho, de sono, de sexo e de alimentos. Há uma medida ideal para cada um desses fatores. Qualquer excesso ou carência pode comprometer o resultado almejado.

Estes e outros recursos são utilizados para deixar os canais desimpedidos, desesclerosados, a fim de que a energia possa fluir livremente quando for despertada. Caso contrário, se despertarmos a kundaliní sem termos antes liberado seu caminho pelas nadís, sua eclosão avassaladora pode romper os dutos naturais e vazar para onde não deve, causando inconvenientes à saúde. Como os praticantes da "yóga", com *ó* aberto, não conhecem os procedimentos corretos, nutrem um justificado medo de despertar a kundaliní. O homem receia o desconhecido e esse tema, para aqueles da "yóga", é ignorado, misterioso. Daí o misticismo de alguns. Na verdade, seguindo as regras do jogo e a orientação de um Mestre, despertar a kundaliní é menos perigoso que atravessar a rua. Por isso, os praticantes de Yôga, com *ô* fechado, não o temem e dominam perfeitamente esse processo de desenvolvimento.

4. *Maithuna*

Uma vez obtido o grau desejado de purificação, sempre cultivando a prática do ashtanga sádhana, chegamos à parte mais fascinante do currículo tântrico: a alquimia sexual. Evidentemente, nenhuma obra ensina as técnicas do maithuna, porque pertencem à tradição chamada gupta vidya ou ciência secreta. O que se encontra nos livros são informações falsas e fantasiosas para iludir os curiosos. Os poucos instrutores que de fato conhecem tais técnicas também evitam ensiná-las, porque a maior parte das pessoas não tem maturidade nem sensibilidade suficientes para merecer essa iniciação. Fora isso, ainda há os entraves culturais e não foram poucos os Mestres cujos discípulos, nessa etapa, sentindo as pérolas sob seus pés, "voltaram-se e as despedaçaram" (Mateus, 7:6).

Contudo, é o meio mais poderoso e eficiente de atiçar a serpente. Segundo esse processo tântrico, temos na região genital uma usina nuclear, à nossa disposição. Podemos deixá-la adormecida, como fazem os monges e os beatos de quase todas as religiões. Podemos simplesmente usá-la e desperdiçá-la sob o impulso cego do instinto, como fazem todos os bichos, inclusive o bicho homem. Ou podemos cultivá-la, usufruindo um prazer muito maior e ainda canalizando essa força descomunal para onde quisermos.

Normalmente poderíamos dizer que em relação ao sexo não há meio-termo: ou você usa ou não usa. O tantra nos oferece uma terceira opção: domesticá-lo e passar de escravo a senhor desse poderoso instinto. Usá-lo sim, e até mais intensamente, mas de acordo com certas técnicas de reeducação e aproveitamento da força gerada. Para utilizá-la é só bombardear mais ou menos pressão na caldeira termonuclear que todos possuímos no ventre. Em seguida, ir liberando o vapor aos poucos para que sempre haja alta pressão na usina.

5. *Kundaliní*

O termo é feminino e deve ser sempre pronunciado com acentuação longa no *i* final. Significa serpentina. Aquela que tem a forma de uma serpente. De fato, sua aparência é de uma energia ígnea, enroscada três vezes e meia dentro do muladhára chakra, o centro de força situado próximo à base da coluna e aos órgãos sexuais. Enquanto está adormecida, é como se fosse uma chama congelada, um fogo parado. É tão poderosa que o hinduísmo a considera uma deusa, a mãe Divina, a Shaktí Universal.

De fato tudo depende dela conforme o seu grau de atividade — a tendência do homem à verticalidade, a saúde do corpo, os poderes paranormais, a iluminação interior que o arrebata da sua condição de mamífero humano e o catapulta numa só vida à meta da evolução. E não espera pelo fatalismo de outras eventuais existências.

Segundo Shivananda "nenhum samádhi é possível sem kundaliní". Isso é o mesmo que declarar que os instrutores de yóga e de Yôga que forem contra o despertamento da kundaliní não sabem que estão falando, não sabem o que é Yôga e nem eles nem seus discípulos vão atingir a meta do Yôga.

A energia da kundaliní responde muito facilmente aos estímulos. Despertá-la é fácil. Um exercício respiratório que aumente a taxa de comburente é suficiente para inflamar o seu poder. Um bíja mantra corretamente vocalizado é capaz de movimentá-la. Um ásana que trabalhe a base da coluna posiciona-a para a subida pela medula. Uma prática de maithuna pode deflagrá-la.

Despertar a kundaliní não é difícil. Portanto, não mexa com ela enquanto não tiver um mestre. E quando o encontrar, não a atice enquanto não obtiver a autorização do seu Mestre.

Difícil é conduzi-la com disciplina, ética e maturidade. Freud e Reich tentaram domá-la para fins terapêuticos. Freud a chamou de libido. Reich denominou-a orgônio. Como nenhum dos dois possuía a Iniciação de um Mestre nesses mistérios, ambos fracassaram e deixaram à posteridade uma herança meramente acadêmica de teorias sobre o assunto, sem grandes resultados práticos.

O Yôga tântrico vai fundo nesse trabalho, levando a kundaliní da base da coluna até o alto da cabeça, através dos chakras, ativando-os poderosamente, despertando os siddhis e eclodindo o samádhi.

6. Samádhi

Os praticantes de outros tipos de Yôga consideram o samádhi algo inatingível, digno apenas dos grandes Mestres. Algo que simples mortais não devem nem almejar, sob pena de serem considerados pretensiosos. E quem o atinge deve negá-lo publicamente, para evitar o escárnio dos demais Yôgis! Quanta estupidez! Quanta distorção!

O sabíja samádhi, ou samádhi com semente, é um estado de consciência que pode ser traduzido como pré-iluminação e está ao alcance de qualquer praticante saudável e disciplinado que tenha passado por todos os estágios anteriores e permanecido em cada um deles o tempo prescrito pelo seu Mestre.

Não há perigo nem misticismo algum. É apenas um estado de consciência, de hiperconsciência.

O nirbíja samádhi é o estágio final, em que o praticante atinge a meta do Yôga, o coroamento da evolução do ser humano. Não há como descrevê-lo. Conta-se que, quando os discípulos do iluminado Ramakrishna pediam-lhe para explicar o que era samádhi, o Mestre simplesmente respondia:

— Ah! O samádhi!... — E entrava em samádhi.

Aceite-se, apenas, que o fenômeno é um estado de consciência que está muitas dimensões acima da mente e, por isso, é impossível compreendê-lo com o auxílio dos mecanismos mentais, lógica ou cultura. Essas ferramentas só serão úteis depois que o fenômeno tiver sido experienciado, para conceituá-lo. Isso basta por ora. Estas instruções serão completadas pelo capítulo sobre samyama, mais adiante.

Efeitos da etapa inicial do Swásthya Yôga

O Swásthya proporciona uma flexibilidade espantosa e um excelente fortalecimento muscular. Com seus exercícios biológicos beneficia a coluna vertebral, os sistemas nervoso, endócrino, respiratório e circulatório.

Os ásanas (técnicas corporais) promovem a regulagem do peso por estimulação da tireóide, oxigenação cerebral pelas posições invertidas, consciência corporal, coordenação motora e alongamento muscular que auxiliará outros esportes.

Os kriyás (atividades de purificação das mucosas) promovem a higiene interna, das mucosas do estômago, dos intestinos, do seio maxilar, dos brônquios, das conjuntivas, etc.

Os bandhas (contrações ou compressões de plexos e glândulas) prestam um massageamento aos plexos nervosos, glândulas endócrinas e órgãos internos.

Os pránáyámas (exercícios respiratórios) fornecem uma cota extra de energia vital, aumentam a capacidade pulmonar, controlam as emoções, permitem o contato do consciente com o inconsciente e ajudam a conseguir o domínio da musculatura lisa.

Os mantras (vocalização de sons e ultra-sons) em primeira instância aplicam vibrações vocálicas para desesclerosar meridianos energéticos; em segunda instância permitem equilibrar os impulsos de introversão/extroversão e dinamizar chakras; em terceira instância, ajudam a obter o aquietamento das ondas mentais para conquistar uma boa concentração e meditação.

O yôganidrá (técnica de descontração) é o módulo de relaxamento, que auxilia todos os anteriores e, juntamente com os demais angas da prática, implode o stress.

O samyama (concentração, meditação e outros estados mais profundos) proporciona a megalucidez e o autoconhecimento.

Estes efeitos, e muitos outros, são simples conseqüências de exercícios. Ocorrem como resultado natural de estarmos exercitando uma filosofia de vida saudável. Se aprendemos a respirar melhor, relaxar melhor, dormir melhor, comer melhor, excretar melhor, fazer exercícios moderados, trabalhar melhor a coluna e manifestar uma sexualidade melhor, os frutos só podem ser incremento da saúde e a redução de estados enfermiços.

O Yôga é um dos recursos mais eficientes para reduzir o stress a níveis saudáveis. Tal opinião será publicada em grande quantidade de livros sérios sobre o assunto e é partilhada por um bom número de médicos que indicam o Yôga aos seus pacientes estressados.

Stress é o estado psicoorgânico produzido pela defasagem entre o potencial do indivíduo e o desafio que ele precisa enfrentar. Para administrá-lo, não nos limitamos a proporcionar relaxamento. Muito mais importante é aumentar a energia do praticante para que o seu potencial aumente e possa enfrentar o desafio de cima para baixo.

O stress em si não é uma coisa ruim. Sem ele o ser humano ficaria vulnerável e não conseguiria lutar, trabalhar ou criar com a necessária agressividade. Mal é o excesso de stress ou a falta de controle sobre ele.

Com a redução da tensão conseguimos minimizar a reação em cadeia de efeitos secundários tais como enfarte, pressão alta, enxaqueca, insônia, depressão, nervosismo, queda de produtividade, queda de cabelo, redução da capacidade imunológica, herpes, problemas digestivos, úlcera, gastrite, impotência sexual, dores nas costas, contas do médico, etc. Basta reduzir o stress para amenizar também todos esses efeitos.

Nos cargos de decisão e comando o Yôga, ao controlar o stress, reduziu os índices de esgotamento, estafa, úlceras, gastrite, pressão alta, enfarte, enxaqueca e insônia. No pessoal de escritório, ao combater o sedentarismo, eliminou dores nas costas, corrigiu alguns problemas de coluna, hemorróidas, sonolência depois do almoço e irritabilidade que atrapalhava as relações humanas entre os funcionários e emperrava a máquina administrativa. Entre os operários, aumentou a produtividade em cerca de 30%, pois oxigenou seus cérebros e lhes proporcionou mais concentração, o que reduziu os erros operacionais e os acidentes para quase zero. Em todos o escalões observou-se uma queda considerável nas faltas ao trabalho por motivos de saúde. Só de gripes, por exemplo, as faltas caíram para a metade.

Existem dois tipos de praticante: um que vem buscando benefícios e outro que vem buscando Yôga. Cada qual vai encontrar o que veio buscar. Claro que, para o instrutor, o que quer Yôga e não vantagens pessoais é mais gratificante. Isso não significa que vamos recusar nem discriminar o outro. Esperamos simplesmente reeducá-lo para conscientizar que uma coisa nobre é o Yôga e outra bem inferior são seus efeitos.

O praticante que quer o Yôga e não meramente os seus benefícios, lê, pesquisa, investe, dedica-se. Já o que busca efeitos, esse não está se importando com a seriedade ou autenticidade do método, encorajando, dessa forma malsã, a disseminação de ensinantes sem formação nem habilitação, mas que saibam prometer benefícios.

O sádhaka que busca benefícios não valoriza os estudos mais profundos nem as sofisticações técnicas que seu instrutor se esforça por oferecer. Ele quer benefícios e tanto faz se o método é autêntico ou não, desde que consiga usufruir dos efeitos. Mesmo que eles sejam produtos de uma mistura exótica e apócrifa que nada tenha a ver com o Yôga.

Agora, imagine outra situação, conseqüência da atitude

acima descrita. Suponha que você é um professor de Ballet Clássico e, cada vez que vai ensinar uma técnica mais elaborada para tornar o aluno um bailarino de verdade e não um mero iludido, ele reclame:

— Ah! Professor, não exija tanto de mim. Eu não estou aqui para aprender a dançar. Vim só para emagrecer.

E um outro:

— Eu também não quero dançar. Só quero melhorar da coluna.

E outro mais:

— Já não estou em idade de dançar. Meu médico me mandou aqui para tratar da asma.

No final, você é professor de dança, mas ninguém quer aprender a dançar, pois estão todos de olho só nos benefícios para a saúde! Que frustração! Isso é o que ocorre sistematicamente com os instrutores de Yôga. Por essa razão temos evitado falar dos superlativos benefícios que a prática do Yôga pode proporcionar.

Ademais, colhemos a vantagem da compostura ética de não ficar fazendo propaganda apelativa. Não prometemos coisa alguma. Quem vem praticar conosco é porque entendeu nossa proposta e já sabe o que quer. Isto posto, podemos permitirnos discorrer sobre alguns efeitos mais comuns para responder a esta pergunta tão freqüente.

Qual é o perfil do praticante de Swásthya Yôga?

Entre os nossos alunos sempre houve pessoas de ambos os sexos em proporção semelhante e pessoas de todas as idades, profissões, raças e credos.

Nos últimos anos o Yôga vem sendo mais procurado por estudantes, empresários, executivos, profissionais liberais, desportistas, políticos e artistas.

A faixa de idade estabilizou-se entre 20 e 50 anos de idade. Quanto às religiões dos praticantes, notamos que cresceu bastante o número de católicos, judeus, espíritas e, principalmente, o de ateus. Entre os protestantes temos observado mais procura por parte dos adventistas e batistas. Os que não aceitam o Yôga e chegam a publicar matérias difamatórias são algumas seitas evangélicas. Mas isso se explica: são pessoas simples e humildes que, pela injustiça social, ficaram comprimidas na base da pirâmide cultural.

Em termos sócioeconômicos, o Yôga é mais procurado pelas classes A e B. A classe C gosta de Yôga, mas poucos desse grupo o praticam em núcleos especializados, por problemas econômicos. Por outro lado, consomem muitos livros e cassetes para praticar sozinhos. Já a classe D não sabe o que é o Yôga, não faz parte do seu universo.

As profissões que mais procuram o Yôga são, em primeiro lugar, os engenheiros; depois, os advogados, médicos, dentistas, arquitetos, professores de educação física, dança e artes marciais. Os estudantes universitários também formam uma parcela expressiva.

Outra tendência observada nos últimos tempos foi a de muitos empresários e executivos descobrirem que o Yôga podia ajudá-los não apenas a administrar o stress, mas também aumentar sua produtividade e melhorar sua qualidade de vida. Por esse motivo, muitos deles introduziram o Yôga nas respectivas empresas.

Os profissionais ligados à área de Educação Física procuram o Yôga uma vez que são beneficiados no aumento de resistência, alongamento muscular, flexibilidade, know-how contra distensões, mais concentração e controle emocional.

Os artistas descobriram que o Yôga precipita a sensibilidade e a criatividade. Aí incluem-se os artistas plásticos, os da música, e até os da publicidade. É enorme o número de cantores, compositores e atores de televisão que praticam Yôga conosco, sem falar nos locutores que vem buscar as técnicas de respiração e mantra para educar a voz.

Os estudantes estão interessados no melhor aproveitamento com menos horas de estudo e no controle do sistema nervoso nas provas.

Como vemos pelos exemplos acima, quase ninguém está interessado no Yôga em si. Quase todos querem só os benefícios utilitários que constituem apenas os efeitos colaterais do Yôga, simples migalhas. O Yôga em si é superlativamente maior, mais importante e mais profundo do que esses pequenos benefícios.

"O Yôga" é uma coisa e "a Yóga" é outra bem diferente

"A harmonia do mundo depende da retificação dos nomes."

Confúcio

Afinal, a palavra Yôga tem acento?

Na verdade, tem. O acento no sânscrito transliterado deve aparecer sempre que no original, em alfabeto dêvanágarí, houver uma letra longa. A letra longa é representada por um traço vertical a mais, logo após a sílaba que deve ser alongada. Para indicar isso no alfabeto latino usa-se um acento circunflexo se a letra for um *o* ou um *e,* porque no sânscrito elas têm sempre o som fechado. Não existe o *o* aberto nem o *e* aberto.

Palavra é mantra. Pronunciar um mantra erradamente pode desencadear forças desconhecidas com efeitos imprevisíveis. Vale a pena recordar aqui o caso daquele professor de "yóga" do Rio de Janeiro (Carlos Trota) que ensinava o bija mantra errado para o chakra do coração — usava *pam* no lugar de *yam* — e morreu de ataque cardíaco. Uma coincidência, certamente!

Se o mantra que designa esta filosofia de poder, saúde, amor e paz pronuncia-se Yôga, com *ô* fechado, quem pronunciar erradamente "yóga", com ó aberto, não conseguirá entrar em sintonia com o seu clichê arquivado no inconsciente coletivo ou registro akáshiko. Por isso, tais pessoas não conseguem poder, saúde, amor nem paz, mas seus opostos.

Quando os Mestres ancestrais determinaram o som mântrico Yôga, com ô fechado, para designar a nossa filosofia, eles sabiam muito bem o que estavam fazendo e a ninguém mais cabe a arrogância de achar que pode alterar impunemente o nome do Yôga.

Por isso, quando alguém diz que está fazendo "yóga", é exatamente isso o que está fazendo. Noutras palavras, não está praticando aquela filosofia que na Antiguidade recebeu o nome de Yôga e assim tem sido chamada durante milênios, no mundo inteiro.

Quem diz que faz ou ensina "yóga" está se referindo a uma modalidade totalmente distinta, que teve origem no século XX, aqui mesmo no Brasil. *A "yóga" tem outra finalidade e destina-se a outra faixa etária. Não pode ser confundida com o Yôga.*

Quanto à escrita, o *y* e o *i* no sânscrito tem valores fonéticos, semânticos, ortográficos e vibratórios totalmente diferentes. O *i* é uma letra que não se usa antes de vogais, enquanto que o *y* é fluido e rápido, para se associar harmonicamente com a vogal seguinte. Mesmo as palavras sânscritas terminadas em i freqüentemente tem-no substituído pelo *y* se a palavra seguinte iniciar por vogal, a fim de obter fluidez na linguagem. Esse é o caso do termo *adi,* que, acompanhado da palavra *ashtanga,* fica *ady ashtanga.*

Muito da força que os mantras possuem deve-se ao conhecimento dos Mestres que souberam elaborá-los numa alquimia de vibrações. Mas outro tanto do seu poder é adquirido com o passar dos séculos, com o tempo impregnando-os cada vez mais profundamente no inconsciente coletivo da humanidade. E ainda um outro tanto é gerado pela multiplicação quantitativa de pessoas que usam e veneram tais mantras, imantando-os com o poder dos seus próprios inconscientes individuais, prana, mente e ânima. No caso da palavra Yôga, com ô fechado, temos todos esses três fatores:

a) foi criada pelos Mestres ancestrais;

b) tem milhares de anos de antiguidade;

c) vem sendo utilizado e venerado por milhões de pessoas em cada geração, há milênios.

Tudo isso, porém, só se aplica à pronúncia correta do mantra Yôga com ô fechado. Depois dessas explicações, você ainda acha justificável o argumento evasivo de que "estamos no Brasil e aqui se fala a yóga"? Como é que se pede, aqui no Brasil, um vinho Chatêau Duvalier?

Além do mais, essa proposição é falsa: no nosso país pronuncia-se o Yôga, sim, senhor, numa percentagem bem elevada, especialmente entre os que mais entendem do assunto.

Não se trata de um simples detalhe sem valor. Trata-se de uma filigrana da mais alta importância, que utilizamos para separar o joio do trigo. Uma pessoa que entenda do assunto pronunciará o Yôga, enquanto que um *ensinante* sem boa formação pronunciará "a yóga".

Acho que você gostaria de saber como surgiu a deturpação do mantra Yôga e o motivo pelo qual algumas pessoas com atrelamentos ideológicos apegam-se ao erro óbvio, obstinando-se em não aceitar a evidência do que está certo.

Na década de 60, surgiu o primeiro autor brasileiro a escrever sobre o assunto. Foi o general Caio Miranda. Sendo do Rio de Janeiro, pronunciava os *ós* abertos e, por isso, dizia "a yóga". Como algumas das pessoas mais bem informadas questionassem tal pronúncia, ele não fez por menos: publicou uma nova obra, intitulada Hatha Yóga e fez constar na capa do livro, bem como no texto interno, o acento agudo no *o!* Ninguém discutiu. Nem podia: estávamos sob a ditadura militar e quem instilava o erro era um general!

No miolo desse mesmo livro ele ainda reforçava, declarando que existiam os dois, "a yóga" e O Yôga. Que "a yóga" era a prática do Yôga, e que este era mais profundo, era a filosofia em si.

Quanto ao aportuguesamento da palavra, isto é, passando a grafá-la com *i* e convertendo-a para o gênero feminino, não podemos ignorar a regra para o uso de estrangeirismos incorporados à nossa língua, a qual manda preservar, sempre que possível, a pronúncia e o gênero do idioma de origem. Por exemplo: *le chateau* resulta em português *o chatô* e não *xateáu*.

Além do mais, declarar que o Yôga precisa ser feminino porque termina com a é uma desculpa esfarrapada, pois estamos cheios de exemplos de palavras masculinas de origem portuguesa ou incorporadas à nossa língua, e todas terminadas em a, a saber:

O idiota, o canalha, o crápula, o pateta, o hipócrita, o careta, o fascínora, o nazista, o fascista, o chauvinista, o sofisma, o anátema, o estigma, o tapa, o estratagema, o drama, o grama, o cisma, o crisma, o prisma, o tema, o trema, o samba, o bamba, o dilema, o sistema, o fonema, o esquema, o panorama, o clima, o puma, o profeta, o cosmopolita, o plasma, o mioma, o miasma, o fibroma, o diadema, o sósia, o soma, o telegrama, o telefonema, o cinema, o aroma, o altruísta, o homeopata, o sintoma, o careca, o arataca, o capixaba, o caipira, o caiçara, o caipora, o coroa, o cara, o janota, o agiota, o fantasma, o teorema, o problema, o papa... et coetera.

Vamos encontrar a palavra "ioga" sem o y no Dicionário Aurélio, com a justificativa de que o y "não existe" no português! Só que no mesmo dicionário constam as palavras baby, playboy, playground, office-boy, spray, show, water polo, watt, wind surf, W.C., sweepstake, cowboy, black-tie, blackout, background, slack, sexy, bye-bye, railway, milady e muitas outras, respeitando a grafia original com k, w e y, letras que "não existem". Por que será? Por que usar dois pesos e duas medidas? (Aliás, eu gostaria de saber para que queremos o termo railway!)

Ainda há aqueles que argumentam:

— Yôga, yóga, tanto faz; com acento, sem acento, não faz diferença.

Quer dizer que não há diferença entre sábia, sabia e sabiá? Pois as diferenças entre uma pessoa sábia e um sabiá são as mesmas que existem entre o Yôga e a "yóga". Não sabia?

Se tivéssemos que nos submeter à truculência do aportuguesamento compulsivo, deveríamos grafar assim o texto abaixo, de cordo com as normas atuais da nova ortografia, palavras estas citadas por Luiz Antonio Sacconi, autor de vários livros sobre a nossa língua:

"Declarar que a palavra ioga deve ser escrita com *i* porque já foi aportuguesada está virando eslogã. Mas basta um flexe com uma amostragem de opinião pública para nos dar idéia do absurdo perpetrado. Podemos utilizar o nourrau de um frilâncer e entrar num trole para realizar a enquete.

Perguntemos a um ripe, um panque, um estudante, um desportista e um empresário como é que se escreve a palavra Yôga. Todos dirão que é com y. Isso não é um suipsteique. É muito mais um checape. Se, passado o rãxi, você pedir uma píteça igual à que está no autedor, e ela vier sem muçarela e com excesso de quetechupe, não entre em estresse. A vida na jângal de uma megalópole tem que passar mesmo por um runimol de tensões. Por isso é que aconselhamos a prática de algum róbi, tal como jujutso, ioga ou mesmo a leitura de um bom livro cujo copirráite seja de autor confiável e o leiaute da capa sugira uma obra séria. Em último caso, ouvir um longuiplei em equipamento estéreo com uótes suficientes de saída. Se você não possuir tal equipamento, sempre poderá ir a um xópingue comprá-lo ou tentar um lísingue. Caso nada disso dê certo, console-se com um milque xeique e com a leitura de um livro brasileiro sobre o aportuguesamento de palavras estrangeiras. Garanto que você vai rir bastante e será um excelente márquetingue a favor da minha tese que reivindica a manutenção do *y* na palavra Yôga." (Texto composto seguindo rigorosamente o vocabulário corrigido de acordo com as normas atuais de aportuguesamento.)

Se um tal texto não parece adequado, também não o é grafar Yôga com i, nem colocá-lo no feminino ("a ioga"). Recordemos ainda a norma da língua: "os vocábulos estrangeiros devem ser pronunciados de acordo com seu idioma de origem". Por isso watt virou uót e não vati e rush virou rãxi e não rúxi. Demonstrado está que deve-se pronunciar o Yôga com ô fechado, como na sua origem.

Para reforçar nosso argumento, invocamos o fato de que todos os cursos de formação de instrutores de Yôga em todas as Universidades Federais, Estaduais e Católicas, onde vêm sendo realizados desde a década de 70, a grafia adotada foi com *y*, o gênero foi o masculino e a pronúncia foi a universal, com *ô* fechado. Por recomendação da Confederação Nacional de Federações de Yôga do Brasil, a partir de 1990 todos esses cursos passaram a adotar o acento circunflexo.

Adotamos o circunflexo porque o acento já existe na grafia original em alfabeto dêvanágarí e para auxiliar a população a corrigir um erro que foi implantado por causa, justamente, de um acento agudo colocado marotamente na palavra, durante os anos 60, conforme vimos atrás.

Esse acento é tão importante que mesmo em livros publicados em inglês e castelhano, línguas que não possuem o circunflexo, ele é usado na palavra Yôga (vide *Aphorisms of Yôga,* de Sri Purohit Swami, Editora Faber & Faber, de Londres; *Léxico de Filosofia Hindu,* de F. Kastberger, Editorial Kier, de Buenos Aires; etc.).

O que é a primeira Universidade de Yôga do Brasil

Quero compartilhar com você uma das maiores conquistas da nossa classe profissional. No molde das grandes Universidades Livres que existem na Europa e Estados Unidos há muito tempo, foi fundada a Primeira Universidade de Yôga do Brasil.

Inicialmente esta entidade não pretende ser um estabelecimento de ensino superior e sim ater-se ao conceito arcaico do termo *universitas:* totalidade conjunto. Na Idade Média, *universitas* veio a ser usada para designar "corporação". Em Bolonha o termo foi aplicado à *corporação de estudantes.* Em Paris, ao contrário, foi aplicado ao conjunto de professores e alunos *(universitas magistrorum et scholarium).* Em Portugal, *universidade* se acha documentado no sentido de "totalidade, conjunto (de pessoas"), nas Ordenações Afonsinas (Dicionário Etimológico da Língua Portuguesa).

Primeira Universidade de Yôga no Brasil é o nome do convênio entre a União Internacional de Yôga, as Federações Estaduais de Yôga e as Universidades Federais, Estaduais e Católicas que o firmarem, visando à formação de instrutores de yôga em cursos de extensão universitária. Esse convênio apenas formaliza e dá continuidade ao programa de profissionalização que vem sendo realizado, sob nossa tutela, naquelas Universidades desde a década de 70 em praticamente todo o país.

Estamos cientes de que não basta possuirmos o registro já aprovado dessa entidade. Ela será apenas um nome se não pudermos contar com pessoas como você para torná-la uma realidade.

Nossa luta apenas começou. A Universidade Estadual de Minas Gerais existe há quase dez anos, e, apesar de ser do estado, até hoje não conseguiu o reconhecimento do Conselho Federal de Educação. É natural que essas coisas exijam tempo.

Tampouco somos os primeiros a idealizar este tipo de instituição. A Universidade Holística de Brasília, a Universidade Livre do Meio Ambiente, de Curitiba, a Universidade de Astrologia e a Universidade de Franchising, de São Paulo, são alguns dos muitos exemplos que podemos citar como precedentes. Por outro lado, nossa iniciativa já está sendo imitada pela posterior criação da Universidade Livre Hatha Yóga, divulgada poucos meses depois da nossa inauguração.

Recordemos ainda que, quando o Curso de Psicologia e o de Arquitetura foram propostos pela primeira vez no nosso país, os que acreditaram na idéia tornaram-se os primeiros profissionais formados e reconhecidos nessas respectivas profissões, enquanto que os demais foram considerados não-habilitados e impedidos legalmente de exercer.

No nosso caso, queremos dar a todos os que já trabalham com o Yôga a oportunidade única de se incorporar a esta que é a Primeira Universidade de Yôga do Brasil e que deverá ser no futuro uma grande instituição.

O que importa é que a sementinha está lançada e queremos compartilhá-la com todos os nossos colegas. Não nos interessa absolutamente reter este benefício somente para os adeptos da nossa modalidade de Yôga.

Se você tiver interesse em contribuir com algo para a posteridade, venha fazer parte do corpo docente da Primeira Universidade de Yôga do Brasil, ou habilite-se para representá-la na sua cidade. Isso é histórico.

E também é missão de grande responsabilidade, já que o coeficiente cultural do primeiro corpo de professores vai nortear toda a futura filosofia dessa entidade. Se a Primeira Universidade de Yôga do Brasil vai ser uma panelinha cheia de politicagem e de intolerância, ou se tornar-se-á uma instituição madura, decente, amigável, feita, para ajudar a todos, isso dependerá também de você e dos demais companheiros de diversas tendências.

Desde que a intenção seja honesta, desde que haja uma expectativa de crescimento e aprimoramento, podemos declarar que todos são bem-vindos. Já está em tempo de esquecermos as pendengas emocionais do passado e unirmo-nos em torno desse sonho de todos nós, para virmos a torná-lo, ainda mais, realidade.

Estou à sua espera para fazermos uma Universidade de Yôga digna desse nome.

Mestre De Rose

Presidente da Confederação Nacional de Federações de Yôga do Brasil.

Introdutor do Yôga nas Universidades Federais, Estaduais e Católicas do Brasil.

Consultor do 1º Projeto de Lei para a Regulamentação da Profissão.

Criador da Primeira Universidade de Yôga do Brasil.

Rede De Rose
Al. Jaú, 2.000
01421-002 - São Paulo - Brasil
Tel. (011) 881-9821
Fax (011) 280-9491

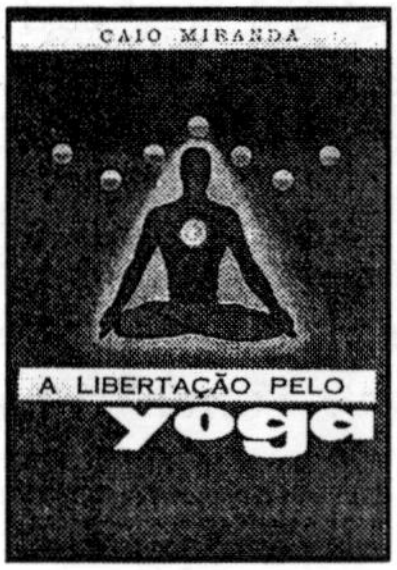

A LIBERTAÇÃO PELO YOGA
Caio Miranda
Formato: 16 x 23
350 páginas
Livraria Freitas Bastos
Rio de Janeiro
1963
(Ver pág. 132)

Prânâyâma

CAIO MIRANDA

De todas as etapas do Yoga é esta a mais árdua e difícil, mas também a mais convincente e sublime, pois que pode o Prânâyâma, por si só, produzir a ILUMINAÇÃO total do discípulo. Não há palavras com que se possa descrever o estado de felicidade interior sentido pelo yoguim durante o Prânâyâma, como também é impossível relatar com exatidão o sutil processo que torna o praticante capacitado a dominar o Prâna. Cada discípulo deverá descobri-lo por si mesmo, através da prática constante e do esforço, mas se o conseguir, passará intuitiva e espontaneamente por todas as etapas restantes do maravilhoso caminho do Yoga.

Embora o fluxo de Prâna no organismo humano esteja intimamente ligado ao fluxo respiratório, Prânâyâma não consiste em dominar a respiração, mas única e exclusivamente em controlar a energia cósmica integrada e responsável pelo ato de respirar. Não é a respiração que produz o movimento dos pulmões, mas justamente ao contrário, é o movimento daqueles que produz a respiração. Sendo o movimento uma forma de energia aplicada, deve o candidato esforçar-se por estudar e meditar sobre esse movimento, ou melhor, sobre a energia que o produz, de maneira a poder dominá-la. Criaturas há capazes de reter o alento durante largos espaços de tempo, como é o caso dos mergulhadores profissionais, sem que isso importe no domínio ou controle das correntes prânicas que circulam no corpo humano.

Quando estudamos, no início deste compêndio, a respiração e mais tarde o veículo duplo-etérico, vimos que o ato respiratório é uma das funções realizadas pelo corpo físico-denso, uma simples absorção de oxigênio destinado a alimentar a combustão celular, enquanto Prâna, embora também penetrando em parte no organismo juntamente com o ar atmosférico, tem por missão atingir o duplo-etérico, carregando-o de energia vital. Todavia, devido ao fato da íntima ligação entre a respiração e o Prâna, é unicamente por meio daquela que poderá o discípulo perceber a circulação da energia no próprio corpo, passando mais tarde a dirigi-la à sua vontade.

Vivekânanda, em sua obra em espanhol intitulada *Filosofia Yoga*, conta-nos uma história muito interessante: "Certo ministro de determinado país oriental, tendo caído em desgraça, foi encerrado numa torre isolada no meio da floresta, onde deveria permanecer até a morte. Durante a noite, sua esposa foi até o local e começou a lamentar-se de sua infelicidade, entre lágrimas e soluços. Pediu-lhe então o marido que trouxesse na noite seguinte um fio de seda bem comprido, um carretel de linha comum, um barbante forte e uma longa corda, bem como um pouco de mel e um besouro. Na noite aprazada lá estava a dedicada mulher com todas as coisas pedidas pelo prisioneiro. Mandou-lhe então o marido que amarrasse o fio de seda ao corpo do besouro, pousando o bichinho na parede da torre, com a cabeça dirigida para o alto. Feito isso, recomendou-lhe que besuntasse as antenas do animal com um pouco de mel. Logo que se viu livre, começou o inseto a subir pela torre, levado pelo cheiro do mel que julgava estar em algum lugar sempre à sua frente. Não demorou muito e o besouro atingiu o alto da torre, onde o encarcerado apoderou-se do fio de seda, ordenando à mulher que amarrasse a linha à outra extremidade que ficara em terra. Feio isso, foi fácil ao prisioneiro puxar o fio de seda, trazendo até ele uma das extremidades da linha. De posse dela, mandou que a esposa amarrasse o barbante à ponta da linha, recolhendo-o em poucos segundos. Com o barbante nas mãos, com ele alçou a corda, também amarrada pela mulher, e finalmente, descendo por ela, libertou-se". O mesmo se passa com o Prânâyâma, acrescenta o autor: "O discípulo, por meio do fio de seda da respiração, apodera-se da linha das correntes nervosas que circulam no corpo. Depois, com essa linha, apodera-se do barbante das atividades mentais, que lhe fornecem finalmente a corda do Prâna, com que se liberta definitivamente da escravidão da vida".

Já sabemos que Prâna é a totalidade da Energia Cósmica em manifestação e que qualquer expressão de força é sempre por ele produzida. Dessa maneira, tanto a força nervosa como a emocional e a mental constituem simples manifestações de Prâna. Sem Prâna não nos seria possível pensar nem exercer qualquer das atividades mentais, como também nos seria vedado sentir qualquer emoção. Dominando-se Prâna estaremos habilitados a fazer cessar nossas emoções da mesma maneira que nossos pensamentos. É Prâna que modela Chitta (a matéria do corpo mental), fazendo-a elaborar os vrittis tradutores dos nossos pensamentos. Mas esses vrittis ou pensamentos impedem-nos de ver claramente a verdade universal, já que são formados segundo a imagem e idéias que temos das coisas e fatos, não constituindo, portanto, um retrato fiel da realidade. Nossa mente concreta é, por sua própria natureza, discriminativa, separando umas coisas das outras para poder percebê-las. O próprio sentimento do "eu", que no estado atual da evolução humana é nitidamente mental, nos leva a considerar-nos indivíduos, isto é, centros de vida apartados dos demais. Não possui a mente humana capacidade para formular a idéia abstrata da unidade universal, pois só se mostra habilitada a apreciar e compreender valores relativos, sejam eles estáticos (percepção dos objetos) ou dinâmicos (percepção dos fatos). Fazendo cessar, pelo Prânâyâma, a atividade da mente concreta, poderemos então perceber as realidades que nenhum instinto ou razão poderiam jamais conhecer.

Cada corpo, cada objeto, cada fenômeno, cada Ser, nada mais é que um simples aglomerado efêmero de matéria (e matéria é energia concentrada), que será desfeito com o tempo através de câmbios constantes, voltando suas partículas ao grande reservatório único que é o Universo. A mente concreta percebe e assinala esses aglomerados efêmeros, mas se mostra incapaz de perceber a idéia abstrata do conjunto ou a causa que produz essas aglomerações de energia. Forçoso é reconhecer que essa idéia abstrata é a essência de tudo. Os aglomerados de matéria são simples efeitos ou conseqüências, passageiros e enganadores.

O Prânâyâma nos fornece as energias necessárias para paralisarmos as atividade dos nossos corpos astral e mental, de maneira a podermos nos tornar espectadores da realidade universal, verificando e sentindo como realmente se passam os fatos da manifestação, sem a máscara traiçoeira da nossa interferência pessoal.

Nossos veículos sutis se alimentam de Prâna através da respiração, pois esta é a manifestação externa daquele. Controlar o Prâna é o mesmo que controlar a mente, e controlar a mente significa controlar as emoções, já que estas não podem existir sem a modelação mental das imagens que as produzem.

Tendo a mente controlada, poderemos sujeitá-la à Vontade, e com esta anulamos nossa personalidade, fundindo-nos e identificando-nos com o Grande Espírito Uno do Universo.

Existe especificamente um só Prâna, porém este se manifesta em todos os planos da Natureza, desempenhando, em cada um, várias funções diferentes. É o mesmo caso da eletricidade, que, sendo uma única energia, se manifesta em cada aparelho elétrico de certa maneira particular. No corpo humano, *Prâna* assume cinco aspectos diferentes, conforme a função que desempenha. O quadro abaixo elucida a questão:

NOME	COR	ONDE AGE	FUNÇÕES QUE PERMITE	REGIÃO DO CORPO FÍSICO ONDE MELHOR ATUA
Prâna	Amarelo	Chakra Anâhata	Respiração	Peito
Apâna	Vermelho-alaranjado	Chakra Muladhâra	Urina e defecação	Ânus
Samâna	Verde	Chakra Manipura	Digestão	Umbigo
Udâna	Azul-violeta	Chakra Vishuddha	Deglutição e fala	Garganta
Vyâna	Rosa	Chakra Swadhisthâna	Circulação do sangue, tônus nervoso e locomoção	Todo o corpo

Vemos, portanto, que o domínio de Prâna nos habilita também a controlar todas as funções do corpo. Não é isso, todavia, que o Yógui busca. Ele não deseja dominar a Energia Cósmica para adquirir poderes psíquicos, nem tampouco para tornar-se um faquir exibicionista. Na verdade, os poderes psíquicos surgem com o decorrer da prática. Não raro é o praticante surpreendido com o fato de estar lendo os pensamentos alheios ou fazendo premonições, *vendo* acontecimentos que se desenrolarão muito tempo depois. Contudo, o estudante sincero que deseja elevar-se acima do nível comum da humanidade não se deixa dominar ou empolgar por tais coisas, nem as faz por curiosidade ou deleite.

A respiração, feita sob o controle da vontade, é uma força vitalizadora que nos abre imensos horizontes espirituais. Se pudermos conhecer os maravilhosos e sutis empuxos de Prâna que trabalham com a mente, o segredo de subjugar o Prâna Universal nos será revelado. Quando o discípulo faz sua yoga respiratória nas condições apontadas no início deste livro, com regularidade e perseverança, começa a ter vontade de "olhar" para o interior do seu próprio corpo. "Vê" então as correntes prânicas fluindo pelos nâdis, parecendo seu organismo uma central elétrica onde milhões de filamentos delicadíssimos conduzem a maravilhosa Energia Cósmica para diferentes lugares. Posteriormente, verificará ele que essas correntes se mostram extremamente sensíveis à sua vontade, podendo desviá-las, reforçá-las ou dirigi-las com mais intensidade nessa ou naquela direção. O fato de "ver" o Prâna em sua atividade é a primeira condição para seu posterior controle, pois ninguém jamais dirigirá algo que não possa perceber. Somente a respiração nos dá essa oportunidade.

Aquele que conseguir apoderar-se do segredo de controlar o Prâna, a nada temerá, a nenhum poder e a nenhuma força. Ele é senhor do Universo. Dominará também todos os Seres e entidades porque a atividade e a vida destes é Prâna.

Todo o empenho em fazer Prânâyâma deve ser precedido de uma operação de limpeza dos nâdîs. Quem não tiver os condutos sutis limpos não poderá "ver" o Prâna nem estará capacitado a dominá-lo. A limpeza é conseguida com a respiração alternada, na forma descrita no primeiro capítulo desta obra. Se o discípulo já estiver familiarizado com essa classe de respiração, a operação tornar-se-á extremamente fácil.

As recomendações anteriormente feitas sobre a hora e as condições externas e internas para a prática respiratória assumem no Prânâyâma capital importância. Não se deve absolutamente iniciar um exercício dessa natureza sem possuirmos a certeza de que não seremos perturbados. O corpo deve estar limpo, a alma pura e a mente serena. Caso não se obtenham tais condições, é melhor não tentar o exercício. Toda e qualquer sessão de Prânâyâma deve ser precedida de alguns minutos de "respiração completa", seguidos da limpeza dos nâdîs. Durante esta verifica-se se as condições exigidas estão todas presentes. É vantajoso não estar com camisa ou qualquer veste cobrindo o tronco. Unicamente as partes genitais devem estar protegidas por uma tanga ou calção folgado. Se for possível fazer-se o exercício numa floresta, longe do murmúrio dos riachos, do vento e das folhas secas, teremos obtido as condições externas ideais. Os lugares úmidos, cheios de insetos ou habitados por animais selvagens não se prestam para a prática do Prânâyâma. Grama uniforme e limpa no meio das árvores da montanha é o chão mais propício a esta classe de exercício.

Na prática do Prânâyâma deve haver sempre regozijo e alegria de espírito. Jamais intenteis o exercício quando estiverdes fatigado. Para a fadiga o melhor é a prancha ou a respiração profunda, ou ambas reunidas.

Ao fim do exercício não se deve tomar banho; este deve ser tomado antes. Um copo de leite depois da prática é extremamente salutar. Nos dias em que se houver comido demasiado ou conversado muito não se deve tentar o Prânâyâma. Caso desejeis fazer uma tanga especial para as práticas, isso só trará benefícios, pois predispõe a mente a acalmar-se pela simples apresentação do vestuário especial. Não se deve contrair demasiadamente os músculos ao fazer o Prânâyâma, nem tomar uma fisionomia carrancuda, pois isso demonstra que o exercício está forçando o organismo. Nunca façais uma Kumbhaka exagerada. A retenção deve dar prazer e jamais poderá representar um sacrifício. Lembrai-vos sempre de que ao fazer Prânâyâma estareis entrando em contacto com as mais poderosas forças do Universo: isso deve ser feito com dignidade, ânimo e coragem, mas sobretudo com sincero idealismo.

O Prânâyâma pode ser feito em qualquer postura sentada;

contudo, é benéfico ao aspirante fazê-lo no Âsana em que melhor se sinta. O exercício poderá ser feito com ou sem Mantrâ, isto é, repetindo-se ou não mentalmente certos sons mágicos.

Denomina-se Bija a qualquer som mágico cujo efeito esteja intimamente ligado a determinadas coisas ou fenômenos, ou, em outras palavras, o som ligado especificamente a um fim determinado. Por exemplo, se desejarmos curar uma dor de cabeça, poderemos lançar mão de um Mantrâ ou de um Bija. O som I, pronunciado prolongadamente, é específico para tal dor, podendo ser emitido pelo próprio paciente ou por outro operador. Esse som é portanto um Bija. Se, no entanto, lançarmos mão de um cântico sagrado ou de uma oração, ao mesmo tempo que, com a respiração ou outro qualquer meio intentarmos curar a dor de cabeça, estaremos nos utilizando de um Mantrâ e não de um Bija.

A repetição do Mantrâ ou do Bija tem o nome de Japa.

Para a purificação dos nâdîs, exercício que deve preceder a toda e qualquer sessão de Prânâyâma, devemos lançar mão dos Bijas, ao passo que, para o Prânâyâma, são os Mantrâs os sons indicados. Há um Mantrâ Universal, com extraordinário poder, cujo som, quando emitido, põe em movimento a totalidade das Energias Cósmicas. Esse som é o OM, que resume toda a harmonia do Universo. Pronunciá-lo, concreta ou mentalmente, dentro de certos cuidados especiais, só pode trazer benefícios, pois ele tende a produzir o equilíbrio universal, harmonizando, portanto, nossos corpos ou veículos. Só em estado de pureza absoluta deve-se emiti-lo.

Os Bijas utilizados para a purificação dos nâdîs são os seguintes: Yang-Rang-Thang (H aspirado)-Vang e Lang.[1]

Vejamos então como se faz a purificação dos nâdîs:

Na posição favorita, sem a menor possibilidade de ser perturbado, com o corpo e a alma limpos, tendo a mente serena, faz o discípulo uma sessão de "respiração completa", até sentir-se disposto a limpar seus nâdîs, quando então passará à respiração alternada, no ritmo a que estiver já habituado. Quem não tenha praticado regularmente a respiração alternada estará totalmente incapacitado a fazer a limpeza dos condutos sutis, e muito menos o Prânâyâma.

Ao inspirar por Idâ (narina esquerda) repete mentalmente

---

[1] O H em sânscrito é sempre aspirado, soando como o J espanhol.

o Bija-Yang, tantas vezes quantos sejam os tempos gastos nessa Pûraka (por exemplo, 8). Faz depois a retenção ou Kumbhaka durante 32 tempos, repetindo o mesmo Bija, para depois fazer a expiração ou Rechaka por Pingalâ, repetindo o mesmo Bija 16 vezes.

Inspira agora por Pingalâ, retém o alento e expira por Idâ, no mesmo ritmo, repetindo o Bija-Rang 8-32-16 vezes.

Inspira a seguir por Idâ, repetindo o Bija-Thang 8 vezes, porém, ao fazer a retenção ou Kumbhaka, repete o Bija-Vang 32 vezes, e expira por Pingalâ repetindo o Bija-Lang 16 vezes. Se depois disso sentir que está como que flutuando no ar, pode estar seguro de que os nâdîs estão perfeitamente limpos. Caso não obtenha essa sensação ou outra qualquer que lhe dê certeza daquela limpeza, deve abandonar o exercício e não tentar o Prânâyâma nesse dia.

O Prânâyâma deve ser feito logo após a limpeza dos nâdîs, e nele o praticante usa o Mantrâ OM. Entretanto, ao aspirar o ar deve imaginar que está dirigindo o Prâna, juntamente com o ar atmosférico que respira. Com o decorrer da prática verificará que realmente estará dirigindo o Prâna, ora por Idâ ora por Pingalâ, fazendo-o permanecer no Mûladhâra durante a Kumbhaka. Quando o Prâna entra por Pingalâ, sai por Idâ e vice-versa, depois de permanecer durante a retenção naquele chakra. Para isso é indispensável que o discípulo tenha pleno conhecimento dos nâdîs Idâ e Pingalâ, para ver o Prâna fluindo por eles.

Não deve o iniciante preocupar-se com Kundalinî durante o Prânâyâma, pois isto poderia produzir indesejáveis manifestações daquela força, sem que o praticante esteja capacitado ao seu controle. O Prânâyâma irá por si mesmo ativando o Fogo Serpentino, suavemente, como também a respiração alternada o faz. Cada vez que se respira por uma das narinas, o Prâna vai até o Mûladhâra, onde dormita a poderosa Kundalinî, e ali adquire algo de sua energia, durante a retenção do alento. Quando este sai pela narina oposta, leva esse pouco de energia pelo nâdî correspondente e a distribui pelos chakras, ativando-os. Isso é suficiente para o Râja-Yoga. Lembrai-vos de que não estamos tratando de Kundalinî-Yoga, pois tal método não é recomendável aos homens do Ocidente.

No estudo dos chakras verificamos que eles têm um movimento rotativo aparente, ora num sentido ora noutro. Esse movimento é dado justamente pela passagem de Prâna ora por Pingalâ, ora por Idâ induzindo a formação de correntes que preponderam no sentido destrogiro ou sinistrogiro. Quando o Prâna passa por um desses nâdîs, os chakras se movimentam rotativamente em determinado sentido. Quando a passagem é pelo nâdî oposto, os chakras girarão em sentido contrário. Isso será facilmente percebido se observardes a figura do duplo-etérico. Ora, como a respiração natural se faz a cada duas horas, aproximadamente, por uma das narinas, com mais intensidade, os chakras se vão desenvolvendo e ativando espontaneamente, respondendo e ressoando, ora às forças solares ou ativas, ora às energias lunares ou passivas. Se o discípulo praticar a respiração alternada, aquele desenvolvimento chákrico será mais intenso, pois serão os centros de força obrigados a fazer um exercício de carregamento de energia mais ativo que o produzido pela respiração natural.

Com o Prânâyâma, o desenvolvimento dos chakras é intensificado de maneira notável, pois vão eles recebendo a energia de Kundalinî, acumulada na Kumbhaka e distribuída na Rechaka. Essa energia se vai esvaindo à proporção que o Prâna, provindo do Mûladhâra, sobe pelo nâdî da expiração, de maneira tal que os chakras se vão ativando sucessivamente segundo a ordem natural em que se encontram no corpo, isto é, de baixo para cima.

Ao atingir o Swadhisthâna, vivifica-o de tal maneira que todo o corpo se torna vigoroso e sadio, dando ao discípulo condições tais de equilíbrio, vitalidade, saúde e energia que o tornarão criatura completamente diferente daquela que até aí tinha sido. Além disso, confere ao praticante alguns poderes psíquicos, como a memória permanente das vivências em astral e o poder de viajar cômoda e livremente no veículo Kamásico. Esses siddhis irão aparecendo aos poucos, de maneira a não chocar o aspirante.

Somente depois de desenvolver e saturar o Swadhisthâna de energia é que Kundalinî passa a fluir para o chakra seguinte, o Manipûra, onde produz o controle emocional perfeito do praticante, além de refinar sua sensibilidade com referência ao mundo astral, possibilitando-lhe compreender as entidades e seres que habitam aquela região.

Mais tarde, atingindo o Anâhata-Chacra, transmite ao praticante as excelsas virtudes de amor ao próximo, sentimento de solidariedade, altruísmo, renúncia aos enganadores bens terrenos, tolerância e inegoísmo. O chela que tem o coração secreto iluminado por Kundalinî mostra-se capaz de amar a tudo e a todos sem nenhum interesse bastardo ou egoísta. Dessa maneira, torna-se intangível às influências malignas, não havendo magia que o possa penetrar. Não mais sofrerá enfermidades de qualquer espécie e será capaz de passar largos períodos alimentando-se somente de substância espiritual, ou seja, do Amor Universal. O Anâhata iluminado lhe dará a faculdade de "sentir" as intenções alheias, sejam elas partidas de homens ou seres de outras categorias. Ninguém jamais conseguirá enganá-lo, pois o coração supersensível do chela assinalará tudo aquilo que não for a expressão fiel da verdade.

Depois de vivificar e iluminar o Anâhata, passa o fogo de Kundalinî ao Vishûddha, onde confere ao yoguim o extraordinário poder da clariaudiência, ou seja, a faculdade de ouvir todos os sons universais, mesmo os inaudíveis a qualquer espécie de ser. Fica assim o praticante habilitado a compreender a voz dos pássaros e dos animais selvagens, bem como a linguagem dos vegetais, elementais e demais Seres. Como já tem, pela iluminação do Anâhata, o poder de compreendê-los, o simples fato de escutá-los lhe dará o sentimento completo do que eles significam.

Atingindo o Âjnâ, a energia serpentina dá ao aspirante a faculdade de clarividência, que se revela tanto para o passado como para o presente e o futuro. Todos os mundos infinitamente pequenos são facilmente desvendados pelo yoguim, da mesma maneira que os Universos, com suas galáxias, vias-lácteas e nebulosas. Quem obteve realmente essa maravilhosa faculdade, não se preocupa com andar "vendo" o futuro das pessoas, pois os horizontes cósmicos que se abrem ao clarividente absorvem-no quase que totalmente na sua contemplação. Por isso vemos os verdadeiros Yóguis, já realizados, em atitude imóvel, com os olhos perdidos no Infinito, perscrutando os profundos segredos do Universo.

Finalmente, chegando Kundalinî ao Sahasrâra, torna o homem um Adepto, sublimando as qualidades já adquiridas pela iluminação dos outros chakras, já que os poderes transmitidos pela vivificação do chakra coronal resumem a soma dos siddhis dados pelos demais lotos.

Vemos assim que a respiração alternada e o Prânâyâma

produzem o progresso harmônico e regular do candidato, sem os perigos decorrentes de um rápido despertamento de Kundalinî.

Para que o Prânâyâma seja perfeito, é necessário que o discípulo tome alguns cuidados especiais, sobretudo no sentido de não pular de um Âsana para outro nem fazer ruído com as narinas. A postura eleita para o Prânâyâma deve ser conservada sempre, sem mudanças nem alternâncias, salvo em casos especiais. Depois da prática deve o aspirante enxugar-se com uma toalha, caso venha a suar demasiado.

A prática é indispensável. Só ela conduz à perfeição e à realização.

O Prânâyâma propriamente dito deve seguir-se imediatamente à yoga de limpeza dos nâdîs. Jamais deve ser tentado o exercício de domínio do Prâna sem que os condutos sutis por onde ele circula estejam perfeitamente limpos. Além disso, todo aquele que pratica o Prânâyâma deve manter-se o mais possível casto, pois os excessos sexuais são os maiores responsáveis pelo umedecimento dos nâdîs, produzindo finalmente o seu entupimento. Se observardes a fisionomia e o aspecto geral das pessoas dadas à libertinagem sexual, notareis que elas são debilitadas, de fundas olheiras e cor enfermiça, além de apresentarem um nervosismo acentuado e absoluta falta de controle, em todos os sentidos. Tais pessoas envelhecem prematuramente e via de regra sucumbem à primeira enfermidade séria que as ataca, pois sua vitalidade vai aos poucos se esvaindo pela deficiente circulação de Prâna em seus organismos. A convivência com tais criaturas é sumamente prejudicial, pois elas funcionam como verdadeiros vampiros, sugando a energia vital dos que delas se aproximam. Os velhos libidinosos e as velhotas sem escrúpulos preferem justamente os jovens do sexo oposto para suas libertinagens, porque neles encontram a fonte fornecedora da energia vital que lhes falta.

Naturalmente cada pessoa possui maior ou menor dose de energia sexual, não havendo medida fixa com que avaliar quando cada um cai no excesso; contudo, todos saberão, por si mesmos, quando são senhores do sexo ou seus escravos. Aqueles que não sejam capazes de exercer domínio sobre o instinto sexual não deverão jamais fazer qualquer prática de Prânâyâma.

O Prânâyâma consiste na mesma forma de respirar descrita para a limpeza dos nâdîs, com diferença de que, em vez dos Bijas, deve o praticante usar o mantrâ OM. O ritmo é o mesmo, dado pelo módulo 1-4-2, isto é 1 para a inspiração, 4 para a retenção e 2 para a expiração. Todavia, o Mantrâ OM deve ser pronunciado mentalmente sempre com extensão e nunca sincopado, como golpes de som. Dessa maneira, embora a Pûraka seja feita no mesmo ritmo que para a respiração alternada ou a limpeza dos nâdîs, o Mantrâ não deve acompanhar cada tempo, e sim corresponder, cada OM, a um som prolongado OOOMMMM. *Por exemplo:* Inspiração ou Pûraka = 9 tempos. Esses nove tempos devem ser cobertos por três OMS, cada um ocupando o tempo de três pulsações, de maneira tal que os sons de cada OM se mesclem com os do OM seguinte, formando, no total, uma modulação contínua — O O O M M M O O O M M - MOOOMMM. A Kumbhaka será, no caso de 36 tempos, ou seja, 12 OMS de três tempos cada um, e a Rechaka de 18 tempos, cobertos por seis OMS. Notar que a modulação contínua, sem sons sincopados, é fundamental.

Para uma obra da natureza desta, não poderemos entrar em maiores detalhes. Entretanto, posso vos assegurar que a CHAVE está dada. Procure cada um usá-la por si mesmo, descobrindo o modo como ela funciona. Os que descobrirem, serão reverenciados por todos os Devas e Yóguis, porque terão conquistado o poder de fundir-se com Deus, com o Infinito, com a Grande Vida Una.

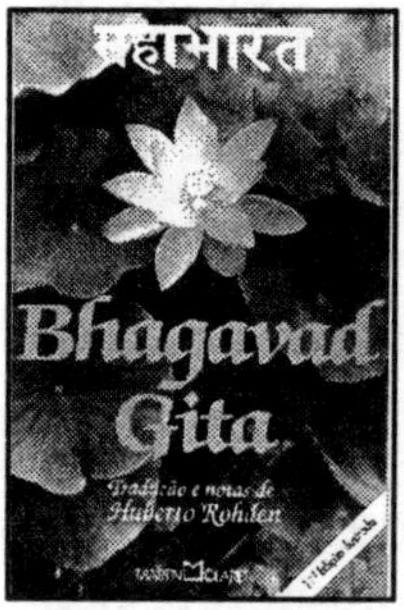

BHAGAVAD GITA
Bhagavad Gita/
Tradução de Huberto
Rohden
Formato: 14 x 21
192 páginas
Editora Martin Claret
Tel.: (011) 262-8144
São Paulo
1993
(Ver pág. 133)

Krishna, o Senhor do Yôga

BHAGAVAD GITA / HUBERTO ROHDEN

Yoga de Ação

Neste capítulo aborda Krishna o assunto básico da Bhagavad Gita e de toda a filosofia cósmica da índia: O reto-agir *(naiskarman)* substituindo o falso-agir *(vikarman)* e o não-agir *(akarman).*

Existe, no Oriente, uma tendência de passividade, convencida de que todo o agir do homem profano é negativo, mau, pecaminoso, porque o homem profano age em nome e por amor ao seu ego, que é uma ilusão.

Krishna, porém, e outros Mestres iluminados não advogam essa terceira atitude, equidistante do falso-agir do profano e do não-agir do místico; insistem no reto-agir do homem cósmico. O reto-agir consiste em agir em nome e por amor do Eu central *(Atman)* do homem, embora o ego periférico *(Aham)* possa servir como canal e veículo dessas águas vivas que emanam da fonte divina do homem.

Para que seja possível esta terceira atitude do homem, é indispensável que ele conheça intuitivamente o seu Eu central, que em sânscrito se chama Atman, nos livros sacros do cristianismo aparece como alma ou espírito, e na filosofia e psicologia ocidental é denominado Eu *(Self, Selbst).* No Evangelho do Cristo, esse Eu central do homem aparece muitas vezes como Pai, Luz, Reino de Deus, Tesouro Oculto, Pérola Preciosa, etc.

Quando o homem age em nome e por amor desse seu Eu divino, embora através do seu ego humano, não somente não acumula débito ou karma, mas também se liberta dos débitos do passado já existentes.

De maneira que, na Bhagavad Gita, Krishna atinge o zênite da auto-realização do homem, baseada no mais alto conhecimento do seu ser divino, formando perfeito paralelo às palavras do Cristo: "Conhecereis a verdade e a verdade vos libertará".

Disse Arjuna a Krishna:

1 — Ó Senhor Bendito! se é verdade que mais vale a sabedoria do que a ação, por que então me convidas para me envolver nessa luta horrível?

2 — As tuas palavras contraditórias encheram-me de confusão a mente. Pelo que, dizeme claramente: qual dos dois caminhos é melhor para mim?

Responde Krishna a Arjuna:

3 — Já te disse, ó príncipe: dois caminhos de libertação se abrem diante de ti: o caminho da sabedoria, para os que estão dispostos para meditar — e o caminho da ação, para os que preferem agir sem apego.

4 — Entretanto, esses dois caminhos são um só: ninguém se liberta da escravidão do seu agir pelo fato de não agir — e ninguém atinge a perfeição interior só por desistir da atividade externa.

5 — Ninguém pode existir um só momento sem agir; a própria natureza o compele a agir, mesmo sem querer; pensar também é agir no mundo mental.

6 — Quem é externamente inativo, mas cede a desejos internos, esse se ilude a si mesmo.

7 — Mas aquele que, pelo poder do espírito, alcançou perfeito domínio sobre seus sentidos e realiza todos os atos externos, ficando internamente desapegado deles — esse homem possui sabedoria.

8 — Cumpre, pois, o teu dever consoante à lei! Atividade é melhor que inatividade! Até a conservação do teu corpo exige ação; nem há santidade sem ação.

9 — Toda ação que não for praticada como um ato de culto divino redunda em escravidão. Pelo que, Arjuna, sê livre do apego e pratica os teus atos como um culto divino! Sejam as tuas atividades atos de adoração!

10 — No princípio, quando o Senhor da creação fez os homens e lhes infundiu o anseio da perfeição, disse-lhes: "Ide e realizai a lei do vosso interior!

Multiplicai-vos e, pelo cumprimento da lei interna, tereis abundância de tudo!

11 — "Descerá sobre vós a bênção dos seres superiores, se os cultivardes; e a prosperidade que demandais vos será dada como prêmio do culto que lhes prestardes."

12 — Aquele, porém, que goza os dons dos seres superiores e prospera com seus favores, mas retém tudo para si, sem nada restituir aos céus donde veio — esse é ingrato e ladrão.

13 — Os sábios, libertos da sua ignorância, vivem do fruto das suas atividades espirituais. Mas os que trabalham somente por lucro pessoal procedem mal e colherão o fruto dos seus atos maus.

14 — Tudo vive do alimento material — mas o alimento material vem do imaterial. O imaterial é produzido pela invisível essência dos atos.

15 — A fonte dos atos é Brahman[1], o Uno que enche o Universo, e está presente em todos os atos.

16 — Quem não observa isto, ó Arjuna, quem recusa cumprir a ordem do mundo mediante seus atos e só visa o seu gosto pessoal, esse aberra do seu destino e vive em vão.

17 — Mas quem habita no céu do seu divino Eu, em harmonia consigo mesmo e sem desejos, esse não age mais por um dever; pois já não é ele que age, uma vez que todos os motivos pessoais deixaram de existir.

18 — Porquanto esse homem é uno com Aquele que não é afetado pelo que acontece ou não acontece no mundo externo; nem carece de auxílio algum.

19 — Pelo que, realiza o teu trabalho, para que aconteça o que deve acontecer, mas age sem apego nem interesse. Assim atingirás o Ser Supremo e entrarás na perfeita quietação *(nirvana)*.

20 — Janaka e outros heróis alcançaram perfeição por meio de obras e ajudaram a humanidade — assim age também tu

[1] Brahman (neutro) é a Divindade Universal, a Essência Absoluta; Brahma (masculino) é o Deus-creador, a Existência Relativa. Como Brahman, é Deus transcendente e incognoscível pelo cognoscente finito; como Brahma é Deus imanente em qualquer creatura e, portanto, cognoscível pelo cognoscente finito. Como Brahman é Deus tanto o Todo como o Nada, ambos inatingíveis pelo conhecedor finito; somente como Brahma, o Algo imanente na creação, é que o conhecedor finito pode ter consciência da Divindade, embora sempre imperfeita, uma vez que "o conhecido está no cognoscente segundo o modo do cognoscente".

por amor à humanidade.

21 — Os outros aceitam o que o sábio lhes dá; as multidões imitam o exemplo dos mestres, sem pensarem se é bom ou mau.

22 — Na tríplice manifestação do meu Universo, eu não sou forçado a agir; nada há que me prenda ou que eu procure possuir — e, no entanto, estou presente e ajo sem cessar em todas as coisas.

23 — Se eu não agisse sem cessar e me retirasse das minhas manifestações, a humanidade em peso ficaria sem luz nem orientação e acabaria por se perder.

24 — Se, por um só momento, eu deixasse de agir, pereceria o mundo inteiro[2], vítima do caos — e minha seria a culpa da ruína da humanidade.

25 — Assim como o insensato se esforça por realizar os seus desejos com apego, do mesmo modo deve o sábio esforçar-se por realizar os seus trabalhos liberto da ilusão do ego.

26 — Não se limite o sábio a querer iluminar os que estão apegados aos sentidos e aos atos sensoriais, instruindo-os com palavras — pratique ele mesmo atos livres de apego tendentes à realização do Eu; destarte conduzirá os ignorantes à sabedoria por meio de atos.

27 — Todos os trabalhos e ações têm a sua origem nos três atributos da natureza; o insensato, obcecado pelo orgulho, quando realiza uma obra, pensa: "Sou eu que faço isto", "fui eu que fiz aquilo".

28 — Mas aquele que conhece, na verdade, as forças que movem a natureza, governam o mundo visível e conferem aos corpos as propriedades que eles possuem por algum tempo — esse não está ligado por tais obras, embora trabalhe e as realize pessoalmente.

29 — Quem não conhece as forças ocultas pelas quais a natureza realiza as suas obras é ligado pelas obras da natureza; o sábio, porém, que conhece a verdade, não deve favorecer o erro dos outros.

30 — Tu, porém, ó Arjuna, refere a mim, a fonte do Ser, todos os teus atos! Supera to-

[2] "Deus é pura atividade" (Aristóteles). "Meu Pai age sempre, e eu também ajo" (Jesus, o Cristo). A Realidade — dizem os grandes filósofos — não é um ser estático (Sein, To-be), mas um devir dinâmico (Werden, To-become). Paralelamente a essa intuição espiritual, descobriu a ciência nuclear dos nossos dias que o mundo físico, que aos nossos sentidos parece ser estático e sólido, é, na realidade, um processo dinâmico e fluido; no seu livro sobre o "campo unificado", afirma Einstein que a substância de todas as coisas — desde o hidrogênio até ao urânio — é luz cósmica, radiação.

dos os desejos pessoais e o egoísmo! Liberta-te de apego e de tristeza!

31 — Os que estão repletos do meu espírito e, cheios de confiança, praticam esta doutrina, encontram redenção por meio das obras, as quais, neste caso, são obras minhas.[3]

32 — Aquele, todavia, que, cheio de egocomplacência, desprezar a lei e a mim, que julga trabalhar muito e age sem fé nem compreensão — esse é insensato e acabará na perdição.

33 — Age também o sábio, consoante a medida da sua sabedoria; a atividade de cada creatura nasce da natureza do seu ser.

34 — Ninguém pode subtrair-se à lei que o governa. Os objetos sensórios governam os sentidos, criando amor ou ódio no coração do homem sem critério. Não permitas que algum desses dois te domine, porque são poderes que obstruem o caminho da auto-realização e da paz.

35 — Melhor é viver segundo a consciência própria, mesmo imperfeitamente, do que guiar-se, com perfeição, pela consciência alheia; melhor é morrer no cumprimento do dever do que viver com temor à mercê de instintos inferiores.

Fala Arjuna:

36 — Qual o poder, Mestre, que impele o homem a cometer pecado e, contra a sua vontade, o obriga a isto?

Fala Krishna:

37 — É o veemente desejo oriundo do amor à posse; é este o maior inimigo do homem, vítima da ignorância, que o leva à perdição.[4]

38 — Assim como a chama é envolta em fumo; como o espelho se cobre de pó; como o

[3] Agir intensamente, sem ser escravo de nenhum dos seus atos — é esta a excelsa sabedoria que permeia todas as páginas da Bhagavad Gita. O homem ocidental, via de regra, é dinamicamente ativo, e escravo da sua atividade; o oriental é inclinado a ser estaticamente passivo — nenhum dos dois se guia pela suprema sabedoria. Assim como, em geral, o cristão ocidental não se guia pela sabedoria crística do Evangelho que diz professar, de modo análogo, o místico oriental nem sempre orienta a sua vida pela mística dinâmica dos seus grandes mestres. Atividade dinâmica e passividade estática — são dois extremos, do Ocidente e do Oriente — passividade dinâmica ou atividade mística seria suprema sabedoria e perfeição, que poucos alcançam. Quando surgirá sobre a face da terra esse homem cósmico?...

[4] "A cobiça é a raiz de todos os males" (Bíblia). "Ninguém pode servir a dois senhores: a Deus e às riquezas" (Jesus, o Cristo).

embrião é circundado pela membrana no seio materno — assim é o Eu do homem envolto pelos desejos do mundo objetivo.

39 — Até o sábio, ó Arjuna, é tentado pelo fogo do desejo, seu contínuo inimigo, que, com disfarces vários, o alicia.

40 — Os sentidos, o intelecto e as emoções são o habitáculo desses desejos objetivos; são eles que anuviam a razão e roubam ao homem que a eles sucumbe a luz do conhecimento.

41 — Pelo que, nobre herói dos lutadores, controla os teus sentidos e governa o coração! Supera esse mundo objetivo, que instiga ao mal e destrói a sabedoria!

42 — Fortes são os sentidos (*kama*); mais forte é a mente (*manas*); mais forte ainda é a alma (*buddhi*) — e acima de tudo está a luz Divina da Verdade (*Atman*).

43 — Uma vez que conheceste o Eu Supremo, supera os sentidos, a mente e as emoções, pelo poder do EU SOU. Derrota os teus inimigos, que, em formas várias, se te apresentam.[5]

Yoga da libertação total

Neste último capítulo da Bhagavad Gita, denominado em sânscrito moksha-yoga, sintetiza Krishna o que, em capítulos anteriores, dissera a Arjuna, frisando que a santidade do homem não consiste em objetos ou atos externos — seja no agir ou no deixar-de-agir — mas consiste numa atitude interna do homem harmonizado com a Lei do Infinito. Nesta altura se funde a mística do Oriente com as luzes da filosofia dos estóicos da Antigüidade e com a sabedoria do Evangelho do Cristo, segundo as quais todo o bem e todo o mal consistem na atitude interna do sujeito e não em ato ou objetos externos. Nem o conhecer nem o conhecido decidem sobre o valor ou desvalor, mas tão-somente o conhecedor *(ou cognoscente), conforme as palavras do profe-*

[5] Nestas últimas palavras aparece nitidamente o sentido simbólico da luta que Arjuna enfrenta: os inimigos que usurparam o trono da alma são os sentidos, a mente e as emoções, que devem ser superados para que o princípe Espírito (alma) possa ocupar o trono que lhe compete e proclamar o reino de Deus. Arjuna, o irredento, deve ser redento por Krishna, o redentor — e esse Krishna-redentor dormita também nas profundezas da alma de Arjuna, o homem irredento, porém redimível. — Esta mesma doutrina do "Cristo interno no homem" vai através de todo o Evangelho, embora as teologias eclesiásticas tenham interpretado dualisticamente esse grandioso monismo místico do Evangelho do Cristo.

ta: "Assim como o homem pensa no seu coração, assim ele é", palavras confirmadas pelo Cristo: "Foi dito aos antigos: não matarás... não cometerás adultério... Eu, porém, vos digo que todo o homem que tiver ódio de seu irmão... que lançar olhar cobiçoso a uma mulher... já cometeu homicídio... já cometeu adultério"...

Como no capítulo anterior, continuamos a substituir os termos sânscritos sattva, rajas e tamas *pelos seus equivalentes: sabedoria ou verdade, radicada na* razão; *cobiça, oriunda da* inteligência; *e ignorância, proveniente dos* sentidos.

Fala Arjuna:

1 — Explica-me, ó Senhor dos céus a quem saúdam todos os corações: qual a natureza da abstenção *(sannyasa)* e da renúncia *(tyaga)*.

Fala Krishna:

2 — Dizem os sábios que a abstenção consiste em deixar de fazer uma coisa inspirada pelo desejo pessoal, ao passo que a renúncia é o desapego de qualquer recompensa.

3 — Há pensadores que recomendam ao homem que desista de qualquer atividade, uma vez que toda a atividade externa macula a consciência interna, devendo por isto ser evitada; outros dizem que atos de culto, caridade e outras obras boas não devem ser evitados.

4 — Ouve, pois, nobre príncipe, o que te vou explicar: tríplice é o modo como a renúncia se manifesta, quer no agir, quer no desistir.

5 — Obras de culto, de caridade e autodomínio não devem ser abandonadas, porque são meios para o homem se purificar.

6 — Mas também estas obras devem ser realizadas sem nenhum interesse pessoal e sem nenhum desejo de resultados[6] — é esta a minha lei suprema e imutável.

---

[6] Quando os nossos teólogos ensinam a seus fiéis a praticarem boas obras "para merecerem o céu", entendem eles um céu externo, fora do homem, e isto é erro, que fomenta o espírito mercenário; é um egoísmo póstumo, transferido da vida do aquém para a vida do além. O Evangelho do Cristo ensina que "o reino dos céus está dentro de vós", e por isto "quando houverdes feito tudo o que fazer devíeis, dizei: somos servos inúteis; cumprimos a nossa obrigação, nenhuma recompensa merecemos por isto". Os verdadeiros místicos do cristianismo compreenderam esta verdade e romperam a última cadeia do egoísmo, mesmo camuflado de religiosidade, procurando ser incondicionalmente bons, independentemente da idéia de um céu ou um inferno fora deles. O verdadeiro céu é o próprio fato de ser bom, como o verdadeiro inferno é o fato de ser mau. Céu e inferno não são lugares extra-humanos, mas estados de consciência intra-humanos.

7 — É erro omitir uma obra que deva ser realizada; quem assim procede é inspirado pela ignorância, que nasce de elementos sensoriais.

8 — Quem deixa de fazer o que deve ser feito porque lhe é penoso e ingrato, esse procede egoisticamente; o que o impele a essa desistência é aberração mental.

9 — Mas quem realiza o que deve ser realizado, sem se preocupar com a vantagem ou desvantagem que daí lhe advenham, esse age no espírito da sabedoria espiritual.

10 — Quem não sente repugnância em realizar uma obra que nenhuma vantagem lhe dá nem tem desejo de fazer algo que lhe dê vantagem, esse pratica renúncia e age corretamente.

11 — Homem algum pode desistir totalmente de qualquer atividade, enquanto vive em corpo mortal; mas quem de todo o coração abre mão dos frutos do seu trabalho, esse renuncia e age corretamente.

12 — De três categorias são os frutos na vida futura: os bons, os maus e os mistos — mas onde não se realiza obra alguma não há fruto.

13 — "De cinco coisas necessita cada obra", diz a filosofia Vedanta:

14 — A força para agir, o agente, o instrumento, a ação, e o resíduo de atos anteriores (karma).

15 — Em qualquer ato que o homem pratique, com os sentidos corpóreos, com a língua ou com a mente, a causa eficiente provém desses cinco elementos.

16 — Em face desta verdade, o homem de mente não iluminada, que considera o seu ego como sendo o agente absoluto dos seus atos, labora em erro e não enxerga a verdade.

17 — Quem, todavia, se libertou totalmente da falsa noção de que o seu ego seja o verdadeiro Eu realizador, quem possui pureza de coração e nítida discriminação, esse não mata, embora exterminasse exércitos, nem é responsável pelas conseqüências dos seus atos.[7]

18 — O conhecimento, o cognoscível e o cognoscente, esses três conjuntamente inspiram a vontade para agir. Os sentidos, a obra escolhida e o agente, esses três em conjunto for-

---

[7]Tornamos a prevenir o leitor de que palavras como estas, quando analisadas apenas mentalmente, e não intuídas espiritualmente, representam um perigo individual e social. É o caso de repetir a advertência de Paulo de Tarso: "O homem mental não compreende as coisas espirituais, nem as pode compreender, porque lhe parecem estultícia; pois elas devem ser compreendidas espiritualmente. O homem espiritual compreende todas as coisas."

mam a base harmoniosa para a execução da obra.

19 — O conhecimento, o agente e a ação, diz a filosofia Vedanta, diferem nos seus próprios atributos. Escuta agora quais são esses atributos:

20 — A verdadeira sabedoria, que vem da razão espiritual, está em reconhecer que há uma só Vida que vivifica todas as coisas; ela é o Uno, o Indivisível, que se revela em todos os Divisíveis.

21 — Quem conhece esse Uno conhece nele tudo que existe; quem conhece muitas coisas, mas desconhece o Uno, esse, na realidade, não conhece nada — e o seu saber é simples produto mental.

22 — Falso é o conhecimento do homem que, com toda a sua alma, se apega a uma coisa, como se ela fosse o Todo; envolto nas trevas dos sentidos, ignora ele o próprio fundamento da existência.

23 — Agir corretamente é trabalhar em harmonia com a Lei, sem apego, desinteressadamente, livre de ódio e paixão — e esse agir, nascido da Verdade, liberta o homem.

24 — Filho do desejo é o ato que visa satisfazer algum interesse pessoal e esse agir, nascido da ilusão, escraviza o homem.

25 — Obra nascida de ignorância e insensatez, sem respeito às conseqüências, boas ou más — é filha da obtusidade dos sentidos.

26 — Quem realiza uma obra à luz do conhecimento e isento de cobiça, e sem visar recompensa, esse age em nome da sabedoria.

27 — Quem trabalha para gozar os frutos do seu trabalho, oscilando entre alegria e tristeza, age em nome do egoísmo escravizante.

28 — Quem age indeciso, sem rumo certo, sem jeito nem critério, procurando iludir os outros — esse age sob o signo do desmazelo.

29 — Passarei a revelar-te agora o modo como discernir os atributos da alma oriundos da Razão (*sattva*), da Inteligência (*rajas*) e dos Sentidos (*tamas*).

30 — Iluminada pela luz da sabedoria é a alma quando conhece atividade e repouso, quando sabe discernir temor e destemor, o que escraviza e o que liberta a alma.

31 — Mas quem apenas vislumbra, sem nitidez, a diferença entre o que é justo e injusto, ou quem enxerga a verdade mas não a abraça, esse foi colhido pelas chamas da paixão mental.

32 — E quando a mente está envolta em noite, aceitando mentira por verdade, e enxer-

gando todas as coisas assim como ela mesma é, então é ela obcecada pela ignorância dos sentidos.

33 — Realmente perseverante é o homem quando domina os impulsos do coração, a força vital e os sentidos — e isto provém do conhecimento da Verdade.

34 — Escravo de teimosia mental é aquele que se apega tenazmente a coisas que deseja e cujos frutos quer gozar.

35 — Escravo de inércia sensorial é aquele que vive agitado pelo temor e pela preguiça, entre dúvidas e angústias e atitudes negativas — esse é vítima dos sentidos corpóreos.

36 — Agora escuta, Arjuna, o que te vou dizer sobre a tríplice felicidade, que se alcança pelo autodomínio, que se goza no Eu interior e que põe termo aos sofrimentos.

37 — O que, no princípio, tem gosto de veneno, mas, no fim, é saboroso como néctar — esta é a felicidade que nasce do conhecimento de si mesmo e gera beatitude espiritual.

38 — Mas aquilo que, no princípio, sabe a néctar, e depois atua como veneno — por ser ilusão dos sentidos — isso é produto do orgulho mental.

39 — Pernicioso e mau, tanto no princípio como no fim, é o prazer que nasce da preguiça, da auto-indulgência e da estupidez — e é o que se chama satisfação sensual.

40 — Nada existe, ó nobre príncipe, na terra nem no céu dos deuses, que não resista aos atributos (*gunas*) nascidos da Natureza criadora.

41 — Os deveres dos brâmanes (*brahmanas*), dos guerreiros (*kshatriyas*), dos agricultores (*vaishyas*) e dos servos (*suras*)[8] são determinados pelos atributos da natureza que é própria a cada um dos seres.

42 — Quem é um brâmane de verdade possui alma serena e autodomínio, é puro de coração, paciente e sábio, e firmemente consolidado na experiência da Verdade.

43 — Intrepidez, fidelidade, inteligência, firmeza, coragem, força e nobreza — são estas as características do guerreiro, nascidas de sua natureza peculiar.

44 — As atividades do agricultor e do negociante nascem da sua própria profissão; aquele amanha a terra, e este negocia com mercadorias. O servo, destinado a proporcionar con-

---

[8] As classes ou castas principais da Índia, cuja origem e destino não são considerados como resultado de simpatia ou antipatia sociais, mas como determinação metafísica da Lei Cósmica. Daí a serenidade com que cada classe cumpre os deveres próprios da sua categoria.

forto material, age também segundo a sua própria natureza.

45 — Quem cumpre o seu dever peculiar de acordo com a sua íntima natureza, esse atinge a mais alta perfeição. Ouve agora, ó príncipe, como o homem que cumpre o seu dever atinge suprema perfeição.

46 — Atinge o cume da perfeição o homem que cultua Aquele pelo qual todas as coisas entraram na existência e cuja presença permeia todo o Universo — e esse culto se revela no cumprimento do dever de cada um.

47 — Melhor é cumprir o seu próprio dever, embora imperfeitamente e de boa fé, do que cumprir bem o dever alheio; quem cumpre devotadamente o seu dever é livre de pecado.

48 — Deve todo homem obedecer à sua consciência, ainda que imperfeita seja a sua obra; pois, assim como do fogo se desprende a fumaça, assim tudo quanto o homem faz é contaminado de culpa.

49 — Só alcança perfeita liberdade e transcendente serenidade aquele que, sem interesse e no espírito de renúncia, executa o seu trabalho e não deseja recompensa alguma.

50 — Ouve agora, ó filho da terra, como o sábio que encontrou paz verdadeira alcança perfeição em Brahman, o Ser Supremo, e entra na beatitude da existência pela compreensão.

51 — O homem que realizou a sua purificação mental é inteiramente devotado a mim, firmemente consolidado na Verdade, senhor de si mesmo, livre de apego e de aversão.

52 — Quem vive num ambiente de pureza e harmonia, comendo moderadamente, controlando o corpo, a língua e a mente, e com a consciência focalizada no verdadeiro Eu, mediante a contemplação espiritual — esse está firmemente estabelecido na serenidade da renúncia.

53 — Isento de egoísmo, violência, ganância e cobiça, desapegado do "eu e do meu", sereno e calmo dentro de si mesmo — esse homem se torna um com Brahman.

54 — E, integrado no espírito de Brahman, alcança o seu Eu divino e eterno descanso; já não chora por nada, não tem desejo de nada, não luta por nada, não tem cobiça de coisa alguma.

55 — Porque dentro de si mesmo possui tudo. Quando o homem se integra em mim é um comigo; dele é minha Grandeza, meu Poder, meu Ser, minha Vida, minha Sabedoria, minha Beatitude.

56 — E ainda que esse ho-

mem peregrine na terra em corpo terrestre, persevera firme na minha graça, por meu poder encontra a sua meta.

57 — O que quer que fizeres, faze-o no espírito da renúncia, tendo-me em mente a mim, o Senhor do mundo. Deixa a mim o cuidado pelo sucesso; pensa em mim e oferece-me o teu coração e a tua alma.

58 — Confia em mim e vive na fé em mim. Pelo poder da minha graça alcançarás vitória sobre todos os obstáculos; mas, se confiares somente em tua força pessoal, e não em mim, serás derrotado.

59 — Se, auto-iludido, disseres "não lutarei", iludes a ti mesmo; e a própria Natureza, em virtude dos seus atributos, te obrigará a lutar.

60 — O que procuras evitar, iludido pelas aparências, a isto mesmo serás compelido finalmente, contra a tua vontade, mercê das forças que vivem no íntimo do teu ser.

61 — No interior de cada criatura habita o Mestre, e através de Maya, sua manifestação cósmica, impele todos os seres a gravitarem em torno dele, assim como as periferias da roda giram em torno do seu eixo central.

62 — Refugia-te a ele, invoca o seu auxílio, a ele te entrega com toda a alma — e por sua graça alcançarás a paz, a suprema beatitude da tua vida.

63 — Destarte, acabo de explanar-te o mais profundo dos mistérios. Medita intensamente no que ouviste e faze a tua escolha.

64 — E agora escuta a mais sagrada das minhas revelações: amo-te, e por isto te revelo o que é pelo teu bem.

65 — Deixa-me governar o teu coração; entrega-te todo a mim com fé inabalável, e sê totalmente meu. É o que te prometo, porque me és caríssimo.

66 — Abre mão de todos os desejos, ritos e usanças tradicionais; recorre a mim, o teu único refúgio, e eu te redimirei de todos os males; evita todo o temor.

67 — Não reveles jamais esta doutrina a quem não possua autodomínio e devotamento total, nem àqueles que não a queiram abraçar praticamente; nem a reveles aos vaidosos, que não crêem em mim.

68 — Todo homem que, com reverência, ensinar este mistério sublime aos meus devotados servidores, esse vem ter comigo.

69 — Serviço melhor do que este ninguém me pode prestar, nem ninguém me é mais caro do que esse homem.

70 — E também aquele que lê e medita com devoção este

sagrado colóquio e dele se aproveita, esse me oferece grato sacrifício de sabedoria — na verdade, assim é!

71 — Aquele que põe a sua confiança nesta doutrina e a aceita com fé, aquele que possui a sabedoria de lhe penetrar o sentido profundo e por ela orientar a sua vida — esse, após a morte, entrará na paz da mais alta beatitude.

72 — Ouviste e compreendeste tudo isto, ó nobre príncipe? Libertaste de cuidados vãos o teu coração? Dissipou-se a treva que te envolvia a alma?

Fala Arjuna:

73 — Tudo compreendi, Senhor dos céus! Desertou de mim a tristeza; tua graça iluminou o meu coração e transfigurou a minha alma. Dissiparam-se as dúvidas; resplandece clara a verdade — e farei o que o teu verbo me mandou.

Fala Sanjaya:

74 — É este o maravilhoso diálogo entre o senhor dos céus e o filho da terra, assim como o escutei. Sagrado assombro me fez estremecer o coração, quando o percebia.

75 — Pela graça de Deus, e não por força própria, percebi o sacro mistério, a doutrina de yoga revelada pelo senhor de yoga. Assim me foi revelada.

76 — E todas as vezes que disto me recordo, enche-se-me de sagrado júbilo o coração; grande é a minha alegria, indizível é a beatitude que empolga a minha alma.

77 — O que senti não o posso descrever, quando contemplava o Senhor dos céus. Adorar e pasmar — é só o que o homem pode fazer quando se lhe revela a luz da Divindade.

78 — Onde quer que Krishna, o Senhor de yoga, governa, e onde Arjuna o serve, ali é segura a vitória. Bênção e felicidade o acompanham — é esta a força da liberdade. Deveras, é esta a verdade!

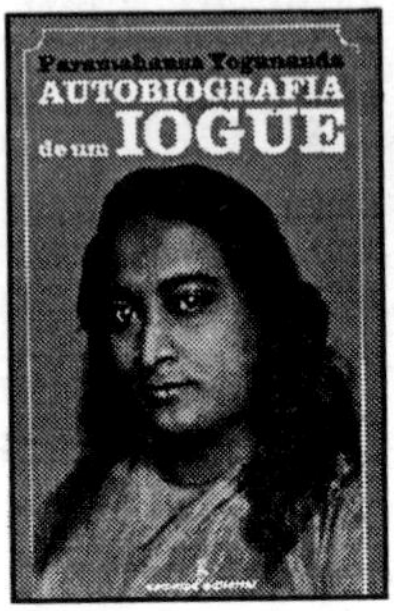

AUTOBIOGRAFIA DE UM IOGUE
Paramahansa Yogananda
Formato: 14 x 21
460 páginas
Summus Editorial
Tel.: (011) 872-3322
São Paulo
1994
(Ver pág. 134)

A Ciência de Kriya Yoga

PARAMAHANSA YOGANANDA

A ciência de *Kriya Yoga*, mencionada tantas vezes nestas páginas, tornou-se amplamente conhecida na Índia moderna, por intermédio de Láhiri Mahásaya, guru de meu guru. A raiz sânscrita de *kriya* é *kri,* fazer, agir, reagir; a mesma raiz se encontra na palavra *karma,* o princípio natural de causa e efeito. Assim, *Kriya Yoga* é "união (yoga) com o infinito por meio de certa ação ou rito *(kriya)".* Um iogue, praticando com toda fidelidade esta técnica, liberta-se gradualmente do carma ou do justo encadeamento em que se equilibram as causas e os efeitos.

Em virtude de antigas proibições iogues, não me é possível dar uma explicação completa de *Kriya Yoga* em livro destinado ao público em geral. A verdadeira técnica deve ser aprendida de um *Kriyában* (Kriya Yogi), autorizado por *Self-Realization Fellowship — Yogoda Sat-Sanga Society.* Aqui me limitarei a certas referências.

Kriya Yoga é um método simples, psicofisiológico, pelo qual o sangue humano se descarboniza e volta a oxigenar-se. Os átomos desse extra-oxigênio transmutam-se em corrente vital para rejuvenescer o cérebro e os centros da espinha. Sustando a acumulação de sangue venoso, o iogue pode diminuir ou evitar a degeneração dos tecidos. O iogue adiantado transmuta suas células em energia. Elias, Jesus, Kabir e outros profetas foram, no passado, mestres no uso de Kriya ou de uma técnica similar, pela qual eles materializavam ou desmaterializavam seus corpos à vontade.

Kriya é uma ciência antiqüíssima. Láhiri Mahásaya recebeu-a de seu grande guru, Bábají, que redescobriu e purificou esta técnica depois da Idade Média, época em que esteve perdida. Bábají batizou-a de novo, simplesmente, de *Kriya Yoga.*

— A *Kriya Yoga* que estou oferecendo ao mundo, por seu intermédio, neste século 19 — disse Bábají a Láhiri Mahásaya — é um renascimento da mesma ciência que Krishna deu a Árjuna, há milênios; e a que foi posteriormente conhecida por Patânjali e Cristo, e por São João, São Paulo e outros discípulos.

Duas vezes, o Senhor Krishna, o maior profeta da Índia, refere-se a *Kriya Yoga* no *Bhágavad Gíta*. Um dos versículos diz: "Oferecendo o alento que inala naquele que exala e oferecendo o alento que exala naquele que inala, o iogue neutraliza inalação e exalação; assim ele libera *prana*, do coração, e coloca a força vital sob seu controle". A interpretação é a seguinte: "O iogue impede o envelhecimento do corpo, assegurando-se um suprimento adicional de *prana* (força vital) ao aquietar a ação dos pulmões e do coração; ele também detém as mutações do crescimento físico, pelo controle de *apana* (corrente eliminadora). Deste modo, neutralizando o crescimento e a degenerescência, o iogue aprende a controlar a força vital".

Eis outro versículo do *Gíta:* "Ao buscar a Meta Suprema, o perito em meditação *(múni)* torna-se eternamente livre quando é capaz de abstrair-se dos fenômenos externos, fixando o olhar entre as sobrancelhas e neutralizando as correntes de *prana* e *apana* (que fluem) dentro das narinas e pulmões; quando é capaz, ainda, de controlar sua mente sensorial e seu intelecto; e de banir o desejo, medo e a cólera".

Krishna também relata que foi ele, numa encarnação anterior, quem transmitiu a ioga indestrutível a um antigo iluminado, Vivasvat, o qual a deu a Manu, o grande legislador. Este, por sua vez, instruiu Ikshwaku, fundador da dinastia solar da Índia, a dos reis-guerreiros. Assim, passando de um a outro, a ioga dos reis foi guardada pelos *ríshis* até o advento da era materialista[1]. Depois, devido ao segredo sacerdotal e à indiferença dos homens, a sagrada tradição tornou-se gradualmente inacessível.

Kriya Yoga é duas vezes mencionada pelo antigo sábio Patânjali, o mais notável expoente de ioga, o qual escreveu: "*Kriya Yoga* consiste em disciplina física, controle mental e meditação em *Aum*". Patânjali refere-se a Deus como o verdadeiro Som Cósmico ou Aum, ouvido em meditação. *Aum* é o Verbo Criador, o zumbido do Motor Cósmico, a testemunha da Presença Divina. Até mesmo o principiante em ioga pode ouvir em seu interior o maravilhoso som de Aum. Recebendo este beatífico encorajamento espiritual, torna-se convicto de estar em comunhão com os reinos sobrenaturais.

Patânjali assim se refere pela segunda vez à técnica de *Kriya Yoga* ou controle da força vital: "A liberação pode ser atingida por aquele *prânayâma* que se efetua dissociando o curso da inspiração e da expiração".

São Paulo conheceu *Kriya Yoga* ou uma técnica semelhante, pela qual podia ligar e desligar dos sentidos as correntes vitais. Por isso, ele pôde dizer: "Declaro, por nosso regozijo em Cristo, que *eu morro diariamente*". Empregando um método de centralizar internamente toda a força vital do corpo (via de regra, dirigida apenas para fora, para o mundo sensorial, emprestando-lhe assim aparente validade), São Paulo experimentava todos os dias a verdadeira união iogue, o "regozijo" (beatitude) da Consciência Crística. Nesse venturoso estado, tinha consciência de estar "morto" para as ilusões sensoriais, livre do mundo de *máya*.

Nos estados iniciais de comunhão com Deus *(sabikâlpa samádhi)*, a consciência do devoto imerge no Espírito Cósmico; sua força vital se retira do corpo, que então parece "morto", ou imóvel e rígido. O iogue possui plena consciência de seu estado físico de animação suspensa. Todavia, à medida que progride para estados espirituais superiores *(nirbikâlpa samâdhi)*,

[1] O início da era materialista, segundo cálculos das Escrituras hindus, foi em 3012 antes de Cristo. Esse ano assinalou o começo da última Dwapára Yúga descendente, do Ciclo Equinocial, e também o princípio da Káli Yúga do Ciclo Universal. Muitos antropólogos, acreditando que, há 10.000 anos, a humanidade vivia na barbárie da Idade da Pedra, rejeitam, de modo sumário, como sendo "mitos", as tradições amplamente difundidas das antiqüíssimas civilizações da Lemúria, Atlântida, Índia, China, Japão, Egito, México e muitas outras terras.

comunga com Deus sem a imobilidade física; e o faz, em sua consciência normal de vigília, até em meio a exigentes deveres mundanos.

— *Kriya Yoga* é um instrumento que pode acelerar a evolução humana — explica Sri Yuktéswar a seus estudantes. — Os antigos iogues descobriram que o segredo da consciência cósmica se liga intimamente ao domínio da respiração. Esta é a contribuição sem par, e imortal, da Índia ao tesouro de conhecimento do mundo. A força vital, que comumente se emprega para manter a pulsação cardíaca, deve tornar-se livre para atividades superiores por meio de um método que acalme e detenha as demandas incessantes da respiração.

O *Kriya Yoga* dirige mentalmente sua energia vital para cima e para baixo, a fim de fazê-la girar em torno dos seis centros espinhais (plexos medular, cervical, dorsal, lombar, sacro e coccígeo), correspondentes aos doze signos astrais do Zodíaco, o Homem Cósmico simbólico. Meio minuto de revolução da energia ao redor do sensitivo cordão da espinha efetua progressos sutis na evolução do homem; esse meio minuto de *Kriya* equivale a um ano de desenvolvimento comum.

O sistema astral de um ser humano, com seis constelações internas (doze, por polaridade) girando em torno do sol do olho espiritual onisciente, relaciona-se com o sol físico e com os doze signos do Zodíaco. Todos os homens são assim afetados por um universo interno e outro externo. Os antigos *ríshis* descobriram que o ambiente terreno e celeste do homem, numa série de ciclos de doze anos, o impele para a frente em sua senda natural. As Escrituras asseveram que o homem requer um milhão de anos de evolução normal, sem doenças, para aperfeiçoar o seu cérebro e atingir consciência cósmica.

Mil *Kriyas*, praticadas em oito horas e meia, dão ao iogue, em um dia, o equivalente a mil anos de evolução natural: 365.000 anos de evolução em um ano. Em três anos, o *Kriya Yogi* pode assim alcançar, por meio de um esforço inteligente, o mesmo resultado que a Natureza apresenta em um milhão de anos. Sem dúvida, o caminho mais curto de Kriya só pode ser trilhado por iogues profundamente desenvolvidos. Com a orientação de um guru, tais iogues preparam cuidadosamente seu corpo e cérebro para resistir ao poder gerado pela prática intensiva.

O principiante em *Kriya* efetua estes exercícios iogues apenas de catorze a vinte e quatro vezes, em duas ocasiões por dia. Alguns iogues obtêm a emancipação em seis, doze, vinte e quatro, ou quarenta e oito anos. Um iogue, que morre antes de atingir a realização completa leva consigo o bom carma de seu esforço anterior de *Kriya*; em sua vida seguinte é naturalmente impelido à Meta do Infinito.

O corpo do homem assemelha-se a uma lâmpada de cinqüenta *watts*, que não pode suportar o bilhão de watts de energia gerado por uma prática excessiva de *Kriya*. Através do aumento gradual dos exercícios simples e perfeitamente seguros de *Kriya*, o corpo humano transforma-se astralmente, dia a dia, e por fim se capacita a expressar aquelas potencialidades infinitas de energia cósmica que constituem a primeira expressão materialmente ativa do Espírito.

Kriya Yoga nada tem de comum com exercícios respiratórios anticientíficos ensinados por certos fanáticos extraviados. Tentativas de reter a respiração nos pulmões, até o exagero, são artificiais e decididamente desagradáveis. A prática de *Kriya*, ao contrário, é acompanhada, desde o início, por sentimentos de paz e sensações suavizantes, de efeito regenerador na espinha.

Esta antiga técnica iogue converte a respiração em substância mental. O adiantamento espiritual permite ao devoto conhecer a respiração como um conceito, um ato da mente: ela é, pois, uma respiração de sonho.

Muitos exemplos poderiam ser dados da relação matemática entre a freqüência respiratória do homem e seus vários estados de consciência. Quem se absorve em estado de atenção completa, seja ao acompanhar um intrincado argumento intelectual, seja ao tentar a execução de alguma proeza física delicada ou difícil, automaticamente respira muito devagar. Fixidez de atenção depende de respiração lenta; respiração rápida ou irregular acompanha inevitavelmente estados emotivos prejudiciais: medo, luxúria, raiva. O inquieto macaco respira em média 32 vezes por minuto, em contraste com a média humana de 18 vezes. O elefante, a tartaruga, a serpente e outros animais notáveis por sua longevidade tem freqüência respiratória inferior à do homem. A tartaruga-gigante, por exemplo, que pode atingir a idade de 300 anos, respira somente 4 vezes por minuto.

Os efeitos regeneradores do sono devem-se à perda temporária, no homem, da consciência de seu corpo e de sua respiração. Quem dorme torna-se um iogue; todas as noites executa inconscientemente o rito iogue de libertar-se da identificação com o corpo e de fundir sua força vital às correntes curativas no encéfalo e nos seis subdínamos de seus centros espinhais. Sem o saber, o homem recebe, ao dormir, novo suprimento de energia cósmica, sustentáculo de toda a vida.

Fazendo uso de sua vontade, o iogue executa um processo simples e natural, conscientemente — não com a inconsciência de quem dorme — mas com a mesma lentidão. O *Kriya Yogi* usa a técnica para saturar e nutrir todas as suas células físicas com luz imperecível e desse modo conservá-las espiritualmente magnetizadas. Torna a respiração cientificamente supérflua, sem cair, durante suas horas de prática, nos estados negativos de sono, inconsciência ou morte.

Nos homens sujeitos à lei natural ou *mâya*, a força vital flui em direção ao mundo exterior; as correntes são desperdiçadas e usadas de modo abusivo nos sentidos. A prática de *Kriya* inverte o fluxo; a força vital é mentalmente guiada para o cosmos interior e volta a se unir às energias sutis da espinha. Por meio de tal reforço da energia de vida, o corpo do iogue e suas células cerebrais são renovados por um elixir espiritual.

Com alimentação apropriada, luz solar e pensamentos harmoniosos, homens que se deixam guiar apenas pela Natureza e seu divino plano alcançarão a experiência de Deus em um milhão de anos. Necessitam-se doze anos de vida normal saudável para que se efetue o mais leve refinamento na estrutura do cérebro; um milhão de anos solares são precisos até purificar o alojamento cerebral o suficiente para que manifeste a consciência cósmica. Um *Kriya Yogi* entretanto, pelo exercício desta ciência espiritual, livra-se da necessidade de um longo período de cuidadosa observância das leis naturais.

Desatando a corda da respiração que liga a alma ao corpo, *Kriya* serve para prolongar a vida e alargar a consciência ao infinito. A técnica iogue supera a indecisa batalha entre a mente e os sentidos emaranhados na matéria, e liberta o devoto para que herde outra vez seu reino eterno. Ele sabe, então, que seu ser real não está limitado nem pelo invólucro físico nem pela respiração — símbolo da escravidão mortal do homem ao ar, às compulsões elementares da Natureza.

Mestre de seu corpo e de sua mente, o *Kriya Yogi* atinge, enfim, a vitória sobre o "último inimigo"[2], a Morte.

Assim te alimentarás da Morte que se alimenta dos homens; e morta a Morte, então, não haverá mais morrer[3].

A introspecção ou "sentar em silêncio" é um processo anticientífico de tentar, à força, separar a mente e os sentidos, estes atados àquela pela energia vital. A mente contemplativa, em sua tentativa de retorno à divindade, é constantemente arrastada de volta, em direção aos sentidos, pelas correntes de vida. *Kriya*, controlando a mente de modo direto, através da força vital, é a via preferencial mais fácil, mais eficiente e mais científica de acesso ao Infinito. Em contraste com o lento e incerto carro de bois que é a via teológica para Deus, *Kriya Yoga* pode, com justiça, intitular-se "a rota do avião".

A ciência iogue fundamenta-se no exame empírico de todos os tipos de exercícios de concentração e de meditação. A Ioga habilita o devoto a desligar, e a voltar a ligar, voluntariamente, a corrente vital aos cinco telefones sensoriais: visão, audição, olfato, paladar e tato. Alcançando este poder de desligar os sentidos, é simples para o iogue unir sua mente com os reinos divinos ou com o mundo da matéria, à vontade. Não mais é trazido pela força vital, contra sua vontade, à esfera mundana de sensações desordenadas e de inquietos pensamentos.

A vida de um *Kriya Yogi* adiantado depende não de efeitos de ações anteriores, mas apenas das diretrizes de sua alma. O devoto evita assim os monitores lentos e evolutivos das ações egoístas, boas ou más, da vida comum — lerdos e enfadonhos como lesmas para os corações de águia.

Pelo método superior de viver em sua alma, o iogue se alforria; emergindo da prisão do ego, ele respira o ar profundo

---

[2] "O último inimigo a ser destruído é a morte" (I Coríntios, 15:26). Pela incorruptibilidade de seu corpo após a morte, Paramahansa Yogananda prova ser um Kriya Yogi que se fez perfeito. Nem todos os grandes mestres, porem, manifestam a inalterabilidade física pós-morte (ver capítulo 33). Milagres desta espécie ocorrem, dizem-nos as Escrituras hindus, apenas com um propósito especial. No caso de Paramahânsají, o "propósito especial" foi, sem dúvida, convencer o Ocidente do valor da ioga. Bábají e Sri Yuktéswar ordenaram a Yoganândají que servisse o Ocidente; Paramahânsají cumpriu essa missão de confiança, tanto em sua vida como em sua morte. (Nota de SRF, editora norte-americana).

[3] Shakespeare, Soneto 146.

da onipresença. A escravatura da vida natural, ao contrário, move-se a passo de humilhação. Se o homem conforma sua própria vida à mera ordem evolutiva, não pode exigir da Natureza uma pressa privilegiada. Embora vivendo sem cometer atentados contra as leis que lhe governam o corpo e a mente, ainda necessita as máscaras de um milhão de anos de encarnações para atingir a emancipação final.

Os métodos telescópicos do iogue, desembaraçando-o de identificações físicas e mentais, a favor da individualidade da alma, recomendam-se, pois, àqueles que se revoltam ante a perspectiva de um milhão de anos. Esta periferia numérica alarga-se para o homem comum, que não vive em harmonia com a natureza e muito menos com a própria alma — ao contrário, se atém a complicações artificiais e ultraja em seu corpo e em seu pensamento a sensatez da Natureza. Duas vezes um milhão de anos dificilmente bastarão para libertá-lo.

O homem vulgar raramente ou nunca compreende que seu corpo é um reino governado, desde o trono do crânio, pela Imperatriz Alma, com regentes subsidiários nos seis centros espinhais ou esferas de consciência. Esta teocracia dirige uma multidão de súditos obedientes — vinte e sete trilhões de células (dotadas de inteligência segura, apesar de aparentemente automática, que as habilita a executar todas as funções corporais, de crescimento, transformação e decomposição) e cinqüenta milhões de pensamentos e emoções essenciais, além de suas variantes, próprias de fases alternativas na consciência do homem, durante uma vida de sessenta anos, em média.

Qualquer insurreição manifesta do corpo humano ou da mente contra a Imperatriz Alma, traduzida como doença ou irracionalidade, não se deve a deslealdade alguma dos humildes súditos, mas brota do abuso, presente ou passado, que o homem fez de sua individualidade ou livre arbítrio — a ele conferido simultaneamente com uma alma, e nunca revogável.

Identificando-se com um ego superficial, acredita o homem que é ele quem pensa, quer, sente, digere alimentos e conserva-se vivo; jamais admite pela reflexão (apenas um pouco bastaria) que, em sua vida ordinária, ele não passa de um boneco de ações passadas (Karma) e da Natureza ou ambiente. Reações intelectuais, sentimentos, disposições e hábitos de cada homem são meros efeitos de causas pretéritas, sejam desta vida ou de outras anteriores. Sublime, acima destas influências, paira sua alma régia. Rejeitando verdades e liberdades transitórias, o *Kriya Yogi* ultrapassa velozmente toda ilusão e penetra em seu Livre Ser. As Escrituras do mundo inteiro declaram que o homem não é um corpo corruptível, mas uma alma vivente; em *Kriya Yoga* ele encontra o método para comprovar a afirmação bíblica.

"O ritual exterior não pode destruir a ignorância porque não se contradizem mutuamente", escreveu Shânkara em sua famosa *Centúria de Versos*. "Apenas o conhecimento experimental destrói a ignorância... O conhecimento só pode surgir por meio da investigação. — Quem sou eu? Como nasceu este universo? Quem o fez? Qual é a sua causa material? — Este é o tipo de investigação a que me refiro". — O intelecto não tem qualquer resposta para estas perguntas; daí que os *ríshis* tenham desenvolvido a ioga como técnica de pesquisa espiritual.

O verdadeiro iogue, impedindo seus pensamentos, sua vontade e seus sentimentos de se identificarem falsamente com os desejos do corpo, e unindo sua mente a forças subconscientes nos santuários da espinha, vive no mundo conforme os desígnios de Deus; ele nem é impelido por impulsos do passado, nem por recentes motivações de insensatez humana. Ao alcançar a satisfação de Seu Supremo Desejo, atraca, fora de perigo, no porto final do inesgotável Espírito beatífico.

Referindo-se à eficiência metódica e segura da ioga, Krishna louva o iogue tecnológico com as seguintes palavras: "O iogue é maior que os ascetas disciplinadores do físico, ainda maior que os adeptos da senda da sabedoria *(Jnâna Yoga)* ou da senda da ação (*Karma Yoga*); sê tu, ó discípulo Árjuna, um iogue!".

Kriya Yoga é o verdadeiro "rito do fogo", muitas vezes enaltecido no *Gîta*. O iogue arroja seus anseios humanos numa fogueira monoteísta consagrada ao Deus incomparável. Nesta autêntica cerimônia do fogo todos os desejos passados e presentes são o combustível consumido pelo amor divino. A Flama Última recebe em holocausto a derradeira loucura humana e o homem se vê livre de escórias. Seus ossos metafóricos despojados de toda carne sensual, seu esqueleto cármico branqueado pelos sóis anti-sépticos da sabedoria, sem ofensas ao homem e ao Criador, *ele se encontra* — finalmente — limpo.

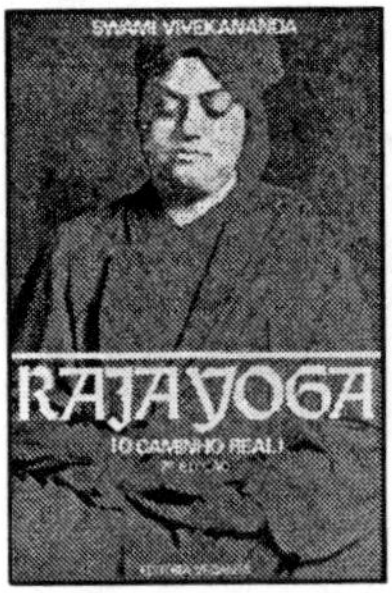

RAJA-YOGA
(O CAMINHO REAL)
Swami Vivekananda
Formato: 14 x 21
238 páginas
Editora Vedanta
Rio de Janeiro
1967
(Ver pág. 136)

Yoga Sutra (Aforismos) de Pátañjali

SWAMI VIVEKANANDA

Introdução

O Yôga Sútra (Aforismos) é o mais importante livro de Yôga Clássico. Escrito, ou mais precisamente, codificado pelo sábio hindu Pátañjali entre o III a.C e o V século de nossa era, é um marco histórico e divisor de épocas. Pántañjali é chamado "o pai do Yôga", embora não o tenha criado. Ele foi apenas o grande codificador. Os sútras originalmente foram escritos em sânscrito; são aforismos extremamente concisos; são pílulas de sabedoria "desidratadas" que passam a ser facilmente memorizadas em pouquíssimas palavras.

O brevíssimo conteúdo do texto foi traduzido para quase todas as línguas. No Brasil existem várias traduções: a de Padamananda, a de Vivekananda (a que estamos usando aqui), a de Lin Yutang (sem comentários) e uma 4ª, cujo tradutor não assinou o nome.

Uma 5ª tradução foi publicada em 1982 pela União Nacional de Yôga — UniYôga, feita por mestre De Rose, com o nome de Yôga Sútra de Pátañjali.

Presentemente De Rose, um dos mais importantes professores de Yôga do Brasil, está preparando uma nova edição, modificada e aumentada, do seu trabalho de 1982. Será publicada pela Editora Martin Claret. De Rose, expondo suas motivações, diz estas palavras introdutórias ao seu Yôga Sútra Pátañjali:

"O que me levou a editar esta obra foi o fato curioso de que a maior parte das traduções do Yôga Sútra que se tornaram populares no Ocidente foram feitas sem a assistência de um Mestre de Yôga! Tal consultoria é absolutamente imprescindível, pois não basta conhecer a língua sânscrita para conseguir uma tradução correta. É preciso conhecer a filosofia de que o texto está tratando para que seja coerente.

"(...) A ignorância do sânscrito e do Yôga foi atroz em algumas traduções, numa flagrante falta de respeito para com o leitor que, ao ler um livro, empresta seu voto de confiança pelo que lá está escrito. Esse é um dos motivos pelos quais recomendo que, em se tratando do Yôga Sútra, procure-se comparar sempre o máximo de traduções para poder ter uma idéia mais abrangente do assunto.

"Não basta, tampouco, conhecer o Yôga, simplesmente. Torna-se necessário levar em conta as várias linhas que existiram nas diversas épocas. Não se pode ignorar que na época de Pátañjali, o Yôga seguia as tendências Brahmacharya e Samkhya (Sêshwarasamkhya). Essa é uma questão da mais alta importância, uma vez que os tradutores em geral cometem distorções pela influência do seu próprio tipo de Yôga, quase sempre Vedanta, ou seja, nada menos que o oposto filosófico do Samkhya que pretendem explicar... Seria algo como uma tradução dos Evangelhos feita por Karl Marx.

"Tempo, paciência e investimento financeiro também são necessários para se obter uma boa tradução. No meu caso, precisei de 22 anos de trabalho e várias viagens à Índia para concluir a versão provisória, que editei em 1982, numa pequena tiragem. Essa primeira edição foi realizada apenas para poder submeter o resultado obtido a estudiosos de várias partes do mundo. Com os subsídios assim angariados, pude prosseguir por outros dez anos. A presente edição é o que consegui de mais fiel ao texto original e, ao mesmo tempo, inteligível para quem tenha um mínimo de estudo sério sobre o Yôga Clássico".

Como afirmamos na página anterior, a tradução escolhida para constar neste livro-clipping é a de Swami Vivekananda, uma das maiores autoridades modernas no assunto. Foi extraída do livro Raja Yoga (O Caminho Real), *publicado pela Editora Vedanta, em 1967. A tradução é comentada e tida como a mais facilmente compreensível.*

A concentração: seu uso espiritual

1. *Agora, explica-se a yoga.*

2. *Yoga é impedir que o estofo mental (chitta) tome formas variadas (vrittis).*

Necessitamos explicar bem este aforismo. Temos que compreender o que é chitta e o que são vrittis. Tenho olhos. Os olhos, realmente, não vêem. Tiremos o centro nervoso situado no cérebro; conquanto os olhos continuem a existir, com a retina completa, ainda que também existam nelas as imagens dos objetos, todavia os olhos não poderão ver. Assim, os olhos apenas são instrumentos secundários, não o órgão da visão. Este está localizado num centro nervoso do cérebro. Os dois olhos não bastam. Às vezes uma pessoa está adormecida, de olhos abertos. A luz está ali, a imagem também. Uma terceira coisa, porém, é necessária: a mente deve estar conectada ao órgão. Desta forma, o olho é simplesmente o instrumento externo; necessitamos também o centro no cérebro e a atuação da mente. Os veículos rodam pela rua, entretanto não os escutamos. Por quê? Porque a nossa mente não está conectada ao órgão da audição. Em primeiro lugar vem o instrumento, em segundo o órgão, e em terceiro a ligação da mente a esses dois. A mente leva a impressão mais longe e a apresenta à faculdade determinativa, buddhi, que reage. Junto com essa reação, surge a idéia do ego. Depois, a mescla de ação e reação é levada ao Purusha, a Alma real, que percebe um objeto nessa mistura.

Os órgãos (indriyas), a mente (manas), a faculdade determinativa (buddhi), o sentimento do eu (ahamkãra) — juntos, constituem o grupo chamado de antahkarana, o instrumento interno. São somente vários processos no estofo mental, ou chitta. As ondas de pensamento em chitta são chamadas vrittis (literalmente, redemoinhos).

O que é pensamento? É uma força, como a gravitação ou a repulsão. No infinito depósito de força da natureza, o instrumento chamado chitta toma certa força, absorve-a, enviando-a sob forma de pensamento. A força nos é suprida pelo alimento. Desse alimento, o corpo tira o poder de se mover e assim por diante. Outras, as forças mais finas, são enviadas como pensamento. Assim, vemos que a mente não é inteligente; entretanto, aparenta ser. Por quê? Porque a Alma inteligente está detrás dela. A Alma é o ser senciente; a mente é mero instrumento pelo qual Aquela percebe o mundo externo. Tomemos este livro: como livro, ele não existe exteriormente; o que existe exteriormente é desconhecido e incognoscível. O incognoscível fornece a sugestão que golpeia a mente e a mente responde sob a forma de um livro, assim como uma pedra, atirada dentro d'água, faz com que a água se volte contra a pedra em forma de ondas. O universo real é a causa ocasional da reação da mente. A forma de um livro, de um elefante ou de um homem não está fora; tudo que conhecemos é a nossa reação mental à sugestão externa. "A matéria é a possibilidade permanente da sensação", disse John Stuart Mill. Só a sugestão é exterior. Tomemos por exemplo uma ostra. Sabemos como são produzidas as pérolas: um parasita se introduz na concha e causa irritação. A ostra emite uma secreção em volta dele e isto produz a pérola. O universo de experiência é nossa própria secreção, por assim dizer, e o universo real é o parasita que serve de núcleo. O homem comum jamais entenderá isso, porque ao tentar fazê-lo emite a secreção e vê somente o que segregou.

Agora entendemos o que significam os vrittis. O homem real está por detrás da mente, que é um instrumento em suas mãos. Sua inteligência filtra-se através da mente. Só quando ficamos atrás da mente é que esta se torna inteligente. Quando a abandonamos, ela se despedaça e se torna em nada. Desta forma entendemos o que significa chitta. É o estofo mental, e os vrittis são as ondas e crispações que ali levantam quando as causas externas o golpeiam. Esses vrittis são nosso universo.

Não podemos ver o fundo de um lago quando sua superfície está encrespada. É somente possível percebermos o fundo quando cessa a agitação e a água está calma. Se a água estiver barrenta ou for continuamente agitada, o fundo não será visível. Se está clara e não há ondas, veremos o fundo. O fundo do lago é o nosso verdadeiro EU; o lago é chitta, e as ondas, vrittis. Da mesma forma, a mente tem três estados, um dos quais é escuridão, chamado tamas, encontrada nos brutos e idiotas; leva somente à injúria. Nenhuma outra idéia surge nesse estado. Vem depois o estado ativo, rajas, cujos motivos principais são o poder e o gozo: "Serei poderoso e governarei os outros." Segue-se o estado chamado sattva, serenidade, calma, onde as ondas cessam e a água do lagomente se torna límpida. Não é inativo; antes, é intensamente ativo. A calma é a maior manifestação de poder. É fácil ser ativo. Soltemos as rédeas e os cavalos dispararão. Todos podem fazê-lo; mas aquele que consegue refrear os cavalos em disparada é o homem forte. O que requer mais força, deixar ir ou fazer parar? O homem calmo não é o homem entorpecido. Não se deve confundir sattva com torpeza ou preguiça. O homem calmo é aquele que controlou as ondas mentais. A atividade é a manifestação da força inferior; a calma, da superior.

Chitta sempre está tentando voltar a seu estado natural e puro, mas é impedida pelos órgãos dos sentidos; evitar isso, refrear essa tendência para o exterior e iniciar a jornada de volta à Essência da Inteligência é o primeiro passo na yoga, porque somente assim chitta pode assumir o seu estado adequado.

Ainda que chitta exista em todo animal, do inferior ao superior, é somente no ser humano que a encontramos como intelecto. Até que o estofo mental tome a forma de intelecto, não lhe será possível voltar por todos esses passos e libertar a alma. A salvação imediata é impossível para a vaca ou para o cão, apesar de possuírem mentes, porque sua chitta não pode ainda assumir aquela forma que chamamos intelecto.

Chitta manifesta-se nas seguintes formas: dispersiva, obscurecedora, agregadora, unidirecional e concentrada. A forma "dispersiva" é atividade. Sua tendência é manifestar-se sob a forma de prazer ou dor. A "obscurecedora" é torpeza, que leva à injúria. O comentador diz que a primeira forma é natural aos devas, deuses, e a segunda, aos demônios. A "agregadora" funciona quando chitta luta para chegar ao centro; a "unidirecional", quando ela tenta concentrar-se. E a "concentrada" leva-nos ao samâdhi.

3. *Nesse momento (isto é, no momento da concentração), o Vedor (Purusha) permanece em seu estado próprio (imodificado).*

Logo que as ondas cessaram e o lago se acalmou, vemos-lhe o fundo. Assim também com a mente: quando está tranqüila, vemos nossa própria natureza como ela é; não nos misturamos com as modificações da mente, mas permanecemos nossos próprios eus.

4. E*m outros momentos (isto é, quando não nos concentramos), o Vedor está identificado com as modificações.*

Por exemplo, alguém me

culpa; isto produz modificação vritti, em minha mente; identifico-me com ela, e o resultado é sofrimento.

5. *Existem cinco espécies de modificações, (algumas) dolorosas e (outras) não dolorosas.*

6. *(Estas são) conhecimento reto, indiscriminação, delusão verbal, sono e memória.*

7. *Percepção direta, inferência e evidência competente constituem o conhecimento certo, ou prova.*

Quando duas de nossas percepções não se contradizem mutuamente, a isso chamamos prova. Ouço algo, e se isto contradiz alguma coisa já percebida, eu não o acredito e começo a lutar contra. Há três espécies de prova. Percepção direta, pratyaksha, tudo que vemos e sentimos é sua própria prova, se nada existe para deludir os sentidos. Vejo o mundo: prova suficiente que ele existe. Em segundo lugar, anumâna, inferência: vemos um sinal e dele chegamos à coisa significada. Em terceiro lugar, ãptavãkya, a percepção direta dos yoguis, dos que viram a Verdade. Todos estamos lutando para alcançar conhecimento. Vós e eu temos de trabalhar fortemente para chegar ao conhecimento, através de um processo longo e tedioso de raciocínio; mas o yogui, o puro, foi além de tudo isso. Para ele, o passado, o presente e o futuro assemelham-se a um só livro, que sua mente lê. Ele não tem que passar pelo processo, monótono e cansativo, de obtenção de conhecimento pelo qual passamos; suas palavras são sua própria prova, porque ele vê o conhecimento em si mesmo. Eles são, por exemplo, os autores das escrituras sagradas; portanto, as escrituras são sua própria prova. Se tais pessoas vivem agora, suas palavras serão sua própria prova. Outros filósofos perdem-se em longas discussões a respeito de ãptavãkya e perguntam: "Qual a prova de suas palavras?" A prova é sua percepção direta. Porque tudo que eu vir é sua própria prova e o que quer que virdes é sua própria prova, e não contradiz nenhum conhecimento anterior. Há conhecimento além dos sentidos e sempre que ele não contradiz a razão e a experiência humana passada, esse conhecimento é sua própria prova. Qualquer louco pode entrar neste quarto e dizer que vê anjos ao seu redor; isso não seria prova suficiente. Em primeiro lugar, tem de ser conhecimento verdadeiro, em segundo, não pode contradizer conhecimento anterior e, em terceiro, deve depender do caráter de quem o expressa. Ouço dizer que o caráter de uma pessoa não é de grande importância no que diz respeito às suas palavras; devemos primeiro ouvir o que ela diz. Isso pode ser verdadeiro em outras coisas: uma pessoa pode ser má, entretanto fazer uma grande descoberta em astronomia; mas em religião é diferente, porque nenhum homem impuro jamais terá o poder de alcançar as verdades da religião.

Portanto, em primeiro lugar devemos estudar o homem que se declara um âpta e verificar se é perfeitamente inegoísta e santo; em segundo lugar, se foi além dos sentidos; e em terceiro, se o que ele diz não entra em contradição com o conhecimento passado da Humanidade. Qualquer descoberta nova de verdade não deve contradizer a verdade passada, mas completá-la. Em quarto lugar devemos saber se aquela verdade é possível de ser verificada. Se um homem diz: "Tive uma visão", e, ao mesmo tempo, me afirma que não posso tê-la, não lhe darei crédito. Todos devem ter o poder de vê-la, por si mesmos. Além disso, ninguém que vende seu conhecimento é um âpta. Todas estas condições necessitam ser preenchidas: primeiro, que a pessoa seja pura e que não se deixe levar por nenhum motivo egoísta, que não tenha sede de ganho ou fama; segundo, mostrar que obteve a experiência superconsciente; terceiro, darnos algo que não podemos obter de nossos sentidos e que seja para benefício da Humanidade. E devemos observar que esse algo não contradiga outras verdades; se as contradiz, devemos rejeitá-lo imediatamente. Quarto, a pessoa jamais deve ser uma exceção; que represente somente aquilo que todos possam atingir. As três espécies de prova, portanto, são percepção sensorial direta, inferência, e as palavras de um âpta. Este vocabulário é difícil de ser traduzido. Não é "aquele que é inspirado", porque se crê que a inspiração venha de fora, ao passo que este conhecimento vem da própria pessoa. O significado literal é "aquele que atingiu".

8. *Indiscriminação é falso conhecimento, não baseado na natureza real (de um objeto).*

A espécie seguinte de vrittis que surge é tomar uma coisa por outra, como um pedaço de madrepérola por uma peça de prata.

9. *A delusão verbal deriva de palavras destituídas de realidade (correspondente).*

Há outra espécie de vritti que se chama vikalpa. Uma palavra é pronunciada e não nos detemos em considerar seu significado; saltamos imediatamente para a conclusão. É sinal de fraqueza de chitta. Agora podemos avaliar a importância da contenção. Quanto mais fraca a pessoa, menos tem contenção. Examinai-vos sempre por essa prova. Quando estiverdes a ponto de ceder à zanga ou à tristeza, raciocinais um pouco e vereis como algumas notícias chegadas a vós são capazes de lançar vossa mente em vrittis.

10. *O sono é um vritti que envolve o sentimento de vazio.*

A classe seguinte de vrittis é chamada de sono, compreendendo o sonho e o sono profundo. Quando nos despertamos, sabemos que estivemos dormindo; somente podemos ter lembranças da percepção. Do que não percebemos não podemos nos lembrar. Toda reação é uma onda no lago. Porém, se durante o sono a mente não tiver ondas, não terá percepções, positivas ou negativas, e portanto não poderemos nos lembrar delas. A própria razão de nos lembrarmos do sono é que, durante ele, surgiram certas espécies de ondas na mente. A memória é outra espécie de vrittis; chama-se smriti.

11. *A memória surge quando (os vrittis dos) objetos percebidos não se esvaem (e, através das impressões, voltam à consciência).*

A memória pode vir da percepção direta, falso conhecimento, delusão verbal e sono. Por exemplo, ouvimos uma palavra. Ela assemelha-se a uma pedra atirada no lago de chitta; causa uma crispação que por sua vez dá origem a uma série de crispações. Isto é memória. O mesmo se passa com o sono. Quando a espécie peculiar da crispação, denominada sono, lança chitta numa crispação de memória, o resultado é chamado um sonho. Sonhar é outra forma de crispação que chamamos memória quando se produz durante o estado de vigília.

12. *Esses vrittis são controlados pela prática e desapego.*

A mente, para não ser apegada, deve ser clara, boa, e racional. Por que devemos praticar? Porque as ações são como as vibrações tremulantes na superfície do lago. As vibrações vão desaparecendo, e o que resta? Os samskāras, as impressões.

Quando um grande número dessas impressões subsiste na

mente, aderem-se e se tornam um hábito. Diz-se que o hábito é uma segunda natureza. É também primeira natureza, e a natureza inteira do homem; tudo o que somos é o resultado de hábitos. O que nos traz consolação, pois tratando-se somente de hábitos, podemos criá-los e desfazer-nos deles, a qualquer momento. Os samskâras são deixados por essas vibrações que passam pela mente, cada qual deixando seu resultado. Nosso caráter é a soma total dessas impressões, e conforme uma onda particular predomina, tomamos esse aspecto. Se prevalece o bem, tornamo-nos bons; se maldade, tornamo-nos maus; se alegria, tornamo-nos felizes. O único remédio para os maus hábitos são os contra-hábitos; todos os maus hábitos, que deixaram suas impressões, devem ser controlados pelos bons hábitos. Continuai, sem cessar, a fazer o bem e pensar pensamentos santos; é a única maneira de suprimir as impressões de base. Nunca digais que um homem é sem esperança, pois ele apenas representa um caráter, um feixe de hábitos, que podem ser substituídos por novos e melhores. O caráter são hábitos repetidos e somente hábitos repetidos podem reformar o caráter.

13. *A luta incessante para mantê-los (os vrittis), perfeitamente sob controle, constitui a prática.*

O que é a prática? É a tentativa de reprimir a mente, evitando que ela se desdobre em ondas.

14. *Ela se torna firmemente alicerçada pelos longos e constantes esforços, com grande amor (ao fim a ser atingido).*

A contenção não chega num dia, mas pela prática longa e ininterrupta.

15. *Subjugar a sede de objetos, vistos ou ouvidos, é desapego.*

As forças motivadoras de nossas ações são duas: o que nós mesmos vemos e a experiência de outros. Essas duas forças lançam a mente, o lago, em várias ondas. Desapego é o poder de lutar contra tais forças e manter refreada a mente. Renunciar a elas é o que desejamos. Caminho por uma rua, vem um homem e leva meu relógio. É esta minha própria experiência. Eu a vejo, com meus olhos. Imediatamente minha chitta é lançada numa onda, que assume a forma de cólera. Não deveis permitir que isto aconteça. Se não puderdes fazê-lo, nada sereis; se puderdes, tereis vairâgya. Da mesma forma, a experiência dos mundanos nos diz que os prazeres dos sentidos são o ideal mais elevado. Tais prazeres são tremenda tentação. Negá-los e não permitir que a mente se quebre em ondas, por efeito deles, é renúncia; controlar as duplas forças motrizes que surgem de minha própria experiência e da experiência de outros, e assim impedir que chitta seja governada por elas, é vairãgya. Elas devem ser dirigidas por mim, e não eu por elas. Esta classe de fortaleza mental chama-se renúncia. Vairãgya é o único caminho para a liberdade.

16. *Esse é extremo desapego, que abandona até a sede pelos gunas, e que vem do conhecimento de (a real natureza do) Purusha.*

A mais elevada manifestação do poder de vairãgya ocorre quando ela nos tira até a atração pelos gunas. Temos primeiro de compreender o que é Purusha, o Eu, e que são os gunas. De acordo com a filosofia Yoga, a natureza está constituída de três gunas, isto é, fatores ou forças; uma chama-se tamas, outra, rajas e a terceira, sattva. Estes três gunas manifestam-se no mundo físico como escuridão ou inatividade, atração ou repulsão, e o equilíbrio dos dois. Tudo que existe na natureza, todas as manifestações, são combinações e recomendações destas três forças. A natureza foi dividida em várias categorias pela filosofia Sãmkhya; o Eu do homem até além delas, além da natureza. É efulgente, puro e perfeito. Toda e qualquer inteligência que vemos na natureza é somente o reflexo desse Eu sobre ela. A natureza, em si mesma, é insensível; deveis vos lembrar que a palavra natureza também inclui a mente. A mente está na natureza; o pensamento está na natureza; do pensamento, até à mais grosseira forma de matéria, tudo está na natureza, é sua manifestação. Essa natureza ocultou o Eu do homem e quando a própria natureza descerra o véu, o Eu aparece em toda Sua glória. O desapego, descrito no aforismo 15 como a subjugação da sede pelos objetos, ou natureza, é o maior auxílio para a manifestação do EU. O aforismo seguinte define o samãdhi, a concentração perfeita, que é a meta do yogui.

17. *O samãdhi dotado de conhecimento reto é aquele que está acompanhado pelo raciocínio, discriminação, ventura e pelo ego não qualificado.*

O samãdhi é de duas espécies: um é chamado samprajnâta, e o outro, asamprajnâta. No samâdhi samprajnâta chegam todos os poderes de controlar a natureza. É de quatro variedades. A primeira chama-se savitarka, quando a mente medita sobre um objeto várias vezes, isolando-o de outros. Há duas espécies de objetos de meditação, nas vinte e cinco categorias da filosofia Sâmkhya: as vinte e quatro categorias insensíveis da natureza e o Purusha sensível e único. Esta parte da Yoga está baseada totalmente na filosofia Sâmkhya, sobre a qual já discursamos. Como estareis lembrados, ego, vontade e mente têm uma base comum, chitta ou estofo mental, do qual aqueles são produzidos. O estofo mental absorve as forças da natureza e as projeta como pensamento. Deve haver algo, também, onde ambas, forças e matérias, são uma só coisa. Esse algo é chamado avyakta, o estado imanifestado da natureza antes da criação, ao qual, após o término de um ciclo, toda a natureza retorna, e do qual ela surge novamente, ao tempo da criação seguinte. Além, está o Purusha, a Essência da Inteligência.

Conhecimento é poder, e logo que começamos a conhecer algo, obtemos poder sobre ele; da mesma forma, quando a mente começa a meditar sobre os diferentes elementos, adquire poder sobre eles. A espécie de meditação, onde os elementos externos grosseiros são os objetos, é chamada savitarka. Vitarka significa "pergunta"; savitarka, "com pergunta". Este samâdhi envolve pergunta aos elementos, por assim dizer, para que eles possam ceder seus poderes ao homem que medita sobre eles. Não há libertação no ganho de poderes. É busca de gozos mundanos e não existe gozo real nesta vida. Toda busca de gozo é vã; é esta a antiga, velhíssima, lição que o homem encontra tão difícil de aprender. Quando aprende, sai do universo e se torna livre. A posse do que se chamam poderes ocultos só faz intensificar a mundanidade, e, ao fim, o sofrimento. Ainda que Pátañjali, como cientista, indique as possibilidades de sua ciência, jamais perde a oportunidade de nos prevenir contra tais poderes.

Também, na mesma meditação, o esforço para tirar os elementos fora do tempo e do espaço, pensando-se neles como são, é o que se chama nirvitarka samâdhi, "samâdhi sem pergunta". Quando a meditação vai um passo acima e toma os tanmâtras como objeto e pensa neles dentro do tempo e do espaço, temos o savichâra samâdhi, "samâdhi com discriminação"; e a mesma meditação, eliminando-se o tempo e o espaço e pensando-se nos elementos finos como eles são, é chamada nivichâra samâdhi, "samâdhi sem discriminação".

No passo seguinte, os elementos grossos e finos são abandonados e o objeto da meditação passa a ser o órgão interior, o órgão pensante. Quando este é pensado como livre das qualidades de atividade e torpeza, segue-se o sânanda, ou samâdhi venturoso. Quando a própria mente, livre da impureza de rajas e tamas, é o objeto de meditação, quando a meditação amadurece e se concentra, quando as idéias de matérias grossas e finas são abandonadas, quando só o estado sattva do ego permanece, mas diferenciado de todos os outros objetos, temos o asmitâ samâdhi. Até mesmo nesse estado não se transcende completamente a mente. Aquele que o atingiu é chamado, nos Vedas, videha, ou "despojado do corpo", pois pensa em si mesmo como livre do corpo grosseiro; mas terá de pensar em si mesmo como possuindo um corpo fino. Aqueles que, nesse estado, se fundem na natureza sem atingir a meta, são chamados prakritilinas; porém, os que não param, nem mesmo aí, atingem a meta, que é a liberdade.

18. *Há outro samâdhi, atingido pela prática constante da cessação de toda atividade mental, e no qual chitta retém somente as impressões imanifestadas.*

Este é o asamprajnâta samâdhi, perfeito e superconsciente, o estado que nos dá a liberdade. O primeiro estado não nos dá liberdade, não libera a alma. Uma pessoa pode obter todos os poderes e, todavia, cair outra vez. Não existe salvaguarda, enquanto a alma não ultrapassar a natureza. É muito difícil fazer isso, ainda que o método pareça fácil. O método consiste em meditar sobre a própria mente, e sempre que qualquer pensamento surja, abatê-lo, não permitindo a nenhum levantar-se na mente, tornando-a assim um completo vazio. Quando realmente pudermos fazê-lo, nesse instante atingiremos a liberação. Quando, sem treino e preparação, tentamos esvaziar a mente, o único que obtemos é cobrir-nos de tamas, a matéria de ignorância, que torna a mente torpe e estúpida, fazendo-nos crer que ela se está esvaziando. Estarmos aptos para realmente conseguir isso é manifestar grande força, o mais alto controle.

Ao ser atingido o estado asamprajnâta, ou supraconsciência, o samâdhi se torna sem semente. O que se quer dizer com isso? Numa concentração em que haja consciência, onde a mente só obtém êxito refreando as ondas em chitta e mantendo-as sob controle, elas permanecem sob a forma de tendência. Essas tendências, ou sementes, tornam-se em ondas outra vez, quando chega a oportunidade. Porém, quando tivermos destruído todas essas tendências, quase destruída a própria mente, então o samâdhi se torna sem semente; não haverá mais sementes, das quais possa ser produzida, várias vezes, essa planta da vida, esse incessante girar de nascimento e morte.

Podemos perguntar que estado seria esse onde não há mente, onde não existe conhecimento. O que chamamos conhecimento é um estado inferior àquele além do conhecimento. Devemos ter sempre em mente que os extremos se assemelham. Se uma vibração muito baixa do éter é tomada como escuridão e um estado intermediário como luz, uma vibração muito alta será novamente escuridão. Similarmente, a ignorância é o estado mais inferior, o conhecimento é o estado médio, e além-do-conhecimento é o estado superior; os dois extremos parecem o mesmo. O conhecimento em si mesmo é algo produzido, uma combinação; não é a Realidade.

Qual o resultado da prática constante dessa concentração superior? Todas as velhas tendências de inquietação e torpeza serão destruídas, como também as tendências de bondade. O caso é semelhante ao dos produtos químicos utilizados para remover as impurezas do minério de ouro. Quando o minério é fundido, as impurezas são queimadas juntamente com os produtos químicos. Assim, esse constante poder controlador destruirá as más tendências anteriores e, eventualmente, as boas. Ambas as tendências se destruirão mutuamente, deixando só a Alma em toda Sua efulgência, livre, tanto do bem como do mal, onipotente, onipresente e onisciente. Então o homem saberá que nunca teve nascimento ou morte, nem necessidade de céu e terra. Saberá que jamais veio ou foi; era a natureza que se movia e o movimento se refletia na Alma. A forma da luz refletida por um espelho colocado na parede move-se, e a parede, tolamente, pensa que é ela que está movendo. O mesmo se passa com todos nós: chitta move-se constantemente, tomando várias formas, e pensamos que somos a variada forma. Todas essas ilusões desaparecerão. Quando aquela Alma livre comanda — não pedir ou implorar, mas comandar — então o que Ela deseja será imediatamente executado; pode fazer tudo que quiser.

De acordo com a filosofia Sâmkhya, não existe Deus. Ela afirma que não pode existir Deus deste universo, por que, se houvesse um, Ele seria uma alma e uma alma deve ser ligada ou livre. Como pode a alma, ligada pela natureza, ou controlada pela natureza, criar? Ela própria é escrava. De outro lado, por que deveria a Alma, que é livre, criar e manipular tudo? Ela não tem desejos; não tem, portanto, qualquer necessidade de criar. Em segundo lugar, afirmam os sâmkhyas que a teoria de Deus é desnecessária, pois a natureza explica tudo. Qual a vantagem de existir um Deus? Kapila, porém, ensina que muitas almas, ainda que quase atingindo a perfeição, fracassam porque não conseguem renunciar completamente a todos os poderes. Suas mentes se fundem, por certo tempo, na natureza, para reemergir como seus senhores. Essas almas são chamadas deuses. Tais deuses existem. Todos nos tornaremos deuses, e conforme a filosofia Sâmkhya, o Deus proclamado nos Vedas é realmente uma dessas almas liberadas. Além delas não há um criador do universo, eternamente livre e bendito.

De outro lado, os yoguis dizem: "Não é assim. Há um Deus, existe uma Alma, separada de todas as outras, e Ele é o Mestre eterno de toda a criação, o Sempre-Livre, o Instrutor de todos os instrutores". Os yoguis admitem que aqueles a quem a filosofia Sâmkhya chama de "unidos com a natureza" também existem. São yoguis que resvalaram no caminho da perfeição; ainda que, por um tempo, impedidos de atingir a meta, permanecem como governadores de partes do Universo.

19. *(Este samâdhi, quando não seguido de extremo desapego) torna-se causa da remanifestação dos deuses e daqueles que se tornaram unidos com a natureza.*

Os deuses, nos sistemas hindus de filosofia, representam certos cargos elevados, ocupados sucessivamente por várias almas. Mas nenhuma delas é perfeita.

20. *Outros atingem (este samâdhi) pela fé, energia, memória, concentração e discriminação entre o real (e o irreal).*

O aforismo se refere aos que não desejam a posição de Deus ou mesmo a de governadores de ciclo; eles atingem a liberação.

21. *O sucesso é rápido para os extremamente enérgicos.*

22. *O sucesso dos yoguis difere, conforme sejam adotados meios suaves, médios ou intensos.*

23. *Ou (este samãdhi é alcançado) por devoção a Ishvara.*

24. *Ishvara (o Supremo Governador) é um Purusha especial, intocado pela miséria, ações e seus resultados, e desejos.*

Devemos novamente nos lembrar que a filosofia Yoga de Pátañjali baseia-se na filosofia Sãmkhya, com a diferença de que esta não tem lugar para Deus, enquanto que, para os yoguis, Deus tem um lugar. Os yoguis, entretanto, não associam Deus à idéia de criar ou preservar o universo. Deus, como Criador do Universo, não é o mesmo que o ishvara dos yoguis. De acordo com os Vedas, Ishvara é o Criador do Universo; pois, se o Universo é harmonioso, deve ser a manifestação de uma vontade. Os yoguis também desejam estabelecer um Deus, mas a Ele chegam de uma forma peculiar. Dizem:

25. *N'Ele se torna infinita aquela onisciência que nos outros é (somente) embrionária.*

A mente sempre anda entre dois extremos. Podemos pensar um espaço limitado, mas essa mesma idéia nos dá também espaço ilimitado. Fechemos os olhos e pensemos um pequeno círculo; ao mesmo tempo que percebemos o pequeno círculo, percebemos um outro à volta dele, de dimensões ilimitadas. O mesmo se passa com o tempo. Tentemos pensar um segundo; teremos, com o mesmo ato de percepção, de pensar o tempo que é ilimitado. Também com o conhecimento, que no homem é somente um embrião; mas temos também de pensar o conhecimento infinito em volta dele. Assim, a constituição mesma de nossas mentes mostra-nos que há conhecimento ilimitado. Os yoguis declaram que esse conhecimento ilimitado pertence a Deus.

26. *Ele é Instrutor de todos os instrutores anteriores, o tempo jamais O limita.*

É verdade que todo conhecimento está dentro de nós; porém, deve ser estimulado por outro conhecimento. Ainda que a capacidade de conhecer esteja em nosso interior, necessita ser despertada. O conhecimento interno pode ser despertado, afirma um yogui, somente por meio de outro conhecimento. A matéria morta, insensível, jamais pode despertar conhecimento; é o poder do conhecimento que faz emergir conhecimento. Os seres que sabem devem ajudarnos a despertar o que está em nós; assim, esses instrutores são sempre necessários. O mundo nunca existiu sem eles, e nenhum conhecimento pode ser obtido sem sua ajuda. Deus é o Instrutor de todos os instrutores, porque estes, grandes que foram — até mesmo anjos ou deuses — estão todos ligados e limitados pelo tempo, enquanto que Deus não o está.

Há duas deduções peculiares dos yoguis. A primeira é que, pensando sobre o limitado, a mente deve também pensar o ilimitado, e que se uma parte dessa percepção é verdadeira, assim também deve ser a outra, pela razão que o valor de ambas, como percepção da mente, é igual. O fato de que um homem tenha pequeno conhecimento mostra que Deus tem conhecimento ilimitado. Se aceito um, por que não o outro? A razão me força a aceitar ou rejeitar ambos. Se creio que existe um homem com pouco conhecimento, devo admitir que há Alguém atrás dele com conhecimento ilimitado. A segunda dedução é que nenhum conhecimento pode vir sem um instrutor. É verdadeiro, como dizem os modernos filósofos, que há algo no homem que evolui do seu interior. Todo conhecimento está no homem, mas certos ambientes são necessários para despertá-lo. Não podemos encontrar conhecimento algum sem instrutores. Todavia, ainda que existam homens-instrutores, deuses-instrutores e anjos-instrutores, são todos limitados. Quem foi um instrutor, antes deles? Somos forçados a admitir, finalmente, um Instrutor que não seja limitado pelo tempo; esse Instrutor, de conhecimento infinito, sem começo e sem fim, chama-se Deus.

27. *A palavra que O manifesta é OM.*

Todo pensamento na mente tem sua contraparte numa palavra: a palavra e o pensamento são inseparáveis. A parte externa de uma coisa é o que chamamos palavra, e a parte interna dessa mesma coisa é o que denominamos pensamento. Ninguém pode, pela análise, separar o pensamento da palavra. A idéia de que a linguagem foi criada pelos homens, alguns reunidos e decidindo sobre as palavras, foi provada ser falsa. Desde que existiu o homem, houve palavras e linguagem.

Qual a conexão entre um pensamento e uma palavra? Ainda sabendo que deve sempre ter existido uma palavra com um pensamento, não é necessariamente verdadeiro que o mesmo pensamento requeira a mesma palavra. O pensamento pode ser o mesmo em vinte países diferentes, todavia a linguagem é diferente. Devemos ter uma palavra para expressar cada pensamento, mas estas palavras não devem, necessariamente, possuir o mesmo som. Os sons variam em diferentes nações. Um comentador diz: "Mesmo que a relação entre pensamento e palavra seja perfeitamente natural, todavia não significa conexão rígida entre um pensamento e um som". Os sons variam, entretanto a relação entre os sons e os pensamentos é uma relação natural. A conexão entre pensamentos e sons somente é boa se houver conexão real entre a coisa significada e o símbolo; até então, esse símbolo nunca entrará em uso geral. O símbolo manifesta a coisa significada, e se a coisa significada já existe, e se, pela experiência, sabemos que o símbolo expressou aquela coisa muitas vezes, então estamos certos que há uma relação real entre eles. Mesmo se a coisa não estiver presente, haverá milhares de pessoas que a conhecerão pelo seu símbolo. Deve haver uma conexão natural entre o símbolo e a coisa significada; então, quando tal símbolo for pronunciado, evoca a coisa significada.

Pátañjali diz que a palavra que manifesta Deus é OM. Por que ele dá ênfase a essa palavra? Há centenas de palavras para Deus. Um pensamento está conectado com muitas palavras; a idéia de Deus está conectada a centenas de palavras, e cada qual equivale a um símbolo para significá-lo. Muito bem. Entretanto, deve existir uma generalização entre todas essas palavras, algum substrato, uma base comum de todos esses símbolos; e o que for o símbolo comum será o mais adequado e realmente o representará a todos. Ao emitir um som, usamos a laringe e o palato como caixa de ressonância. Existe algum som articulado, de que todos os outros sejam manifestações, que seja o som mais natural? OM (AUM) é tal som, a base de todos o sons. A primeira letra, A[1], é o som-raiz, a chave, pronunciada sem tocar nenhuma parte da língua ou do palato; M representa o último som da série, sendo produzido de lábios fechados, e o U surge da raiz mes-

[1] Pronuncia-se como o "o" da palavra "aurora".

ma até o fim da caixa de ressonância da boca. Dessa forma OM representa toda a fenomenologia da produção sonora. Como tal, deve ser o símbolo natural, a matriz de todos os sons. Denota a extensão total e possibilidade de todas as palavras passíveis de serem pronunciadas.

À parte essas especulações, vemos que ao redor da palavra OM estão centradas todas as idéias religiosas da Índia; todas as diversas idéias religiosas dos Vedas uniram-se em torno desta palavra. O que tem isso a ver com a América e com a Inglaterra, ou qualquer outro país? Apenas isto: que a palavra foi conservada, em cada estágio do crescimento religioso da Índia e tem sido manipulada para significar todas as diversas idéias a respeito de Deus. Os monistas, dualistas, monodualistas, separatistas e até os ateus tomaram a palavra Om. Tornou-se ela o único símbolo para a aspiração religiosa da enorme maioria de seres humanos. Por exemplo, tomemos a palavra Deus. Refere-se apenas a uma função limitada; se vamos além dela, temos de acrescentar adjetivos, para torná-la o Deus Pessoal, Impessoal ou Absoluto. O mesmo com as palavras para expressar Deus, em qualquer outra língua; seu significado é muito limitado. A palavra Om, entretanto, congrega em torno de si todas as várias significações. Como tal, deveria ser aceita por todos.

28. *A repetição deste (OM) e a meditação sobre seu significado (é o caminho).*

Por que haver repetição? Não nos esqueçamos da teoria dos samskãras: que a soma total de impressões vive na mente. Podem tornar-se cada vez mais latentes, mas permanecem ali, e logo que recebem o estímulo apropriado, exteriorizam-se. A vibração atômica jamais cessa. Ao ser destruído este universo, todas as vibrações densas desaparecerão; o sol, a lua, as estrelas e a terra serão fundidos; mas as vibrações permanecerão nos átomos. Cada átomo desempenha função idêntica à dos grandes mundos. Dessa forma, mesmo que as vibrações de chitta desapareçam, suas vibrações atômicas continuam; e quando receberem o impulso apropriado, ressurgirão.

Podemos agora entender o significado da repetição. É o maior estímulo aos samskãras espirituais. "Um instante na companhia dos santos permite construir o navio para cruzar este oceano da vida" — tal o poder da associação. Assim, a repetição de Om e o pensar em seu significado equivalem a manter a boa companhia em vossa própria mente. Estudai e depois meditai sobre o que haveis estudado. A luz virá; o Eu manifestar-se-á. Devemos, porém, pensar em Om e em seu significado.

Evitemos as más companhias, porque trazemos conosco as cicatrizes de velhas feridas e as más companhias são justamente os elementos necessários para fazê-las reviver. Similarmente, sabemos que a boa companhia desperta as boas impressões que estão em nós, mas que se tornaram latentes. Nada no mundo é mais santo que manter boa companhia, porque as boas impressões terão a possibilidade de surgir à tona.

29. *Disso obtêm-se introspecção e a destruição dos obstáculos.*

O primeiro efeito da repetição e de pensar sobre Om é a manifestação cada vez maior do poder introspectivo; todos os obstáculos mentais e físicos começam a desvanecer. Quais os obstáculos para o yogui?

30. *Enfermidade, preguiça mental, dúvida, falta de entusiasmo, letargia, apego ao gozo sensorial, falsa percepção, impossibilidade de concentração, dispersão da concentração quando obtida — são as distrações obstruidoras.*

Enfermidade: nosso corpo é o barco que nos leva à outra margem do oceano da vida. Deve ser bem cuidado. Pessoas enfermiças não podem ser yoguis. A *preguiça mental* provoca em nós a perda de todo o interesse no tema, sem o que não haverá energia ou vontade de praticar. As *dúvidas* surgirão na mente sobre a verdade da Yoga, por mais forte que seja a convicção intelectual, até chegarem certas experiências psíquicas peculiares, como ouvir ou ver a distância. Tais lampejos fortalecem a mente e dão perseverança ao praticante. *Dispersão da concentração quando obtida:* às vezes, dias ou semanas, ao praticarmos, a mente se mostrará calma e facilmente concentrada e achamos que estamos progredindo rapidamente. De repente, certo dia, o progresso parece estancar e nos sentimos, por assim dizer, encalhados. Entretanto, perseveremos. Todo progresso se processa por ascensões e quedas.

31. *Pesar, desalento mental, tremor do corpo e respiração irregular acompanham a inconstância na concentração.*

A concentração traz repouso perfeito à mente e ao corpo sempre que praticada. Quando a prática foi mal dirigida ou a mente não se achava sob perfeito controle, as perturbações aparecem. A repetição de Om e auto-entrega ao Senhor fortalecem a mente e trazem renovada energia. Os abalos nervosos podem suceder a quase todos os aspirantes. Não nos importemos absolutamente. Continuemos a praticar. A prática cura-los-á e tornará firme a postura.

32. *Para remediar isto (deve-se) praticar sobre um só objeto.*

Obrigar a mente a tomar a forma de um objeto por algum tempo destruirá esses obstáculos. É um conselho geral. Nos aforismos seguintes o conselho será expandido e particularizado. Como uma prática pode não convir a todos, vários métodos serão indicados, e todos, por experiência própria, descobrirão o que melhor lhes há de servir.

33. *Os sentimentos de amizade, misericórdia, alegria e indiferença, com referência a objetos felizes, infelizes, bons e maus, respectivamente, pacificam chitta.*

Devemos cultivar essas quatro espécies de atitude. Devemos ter amizade por todos; devemos ser misericordiosos para os que se encontram em miséria; quando as pessoas estão felizes, devemos estar felizes; e para com os maus, devemos ser indiferentes. Assim também com todos os objetos que se colocam diante de nós. Se o objeto é bom, devemos manter uma atitude amigável para com ele; se o objeto de pensamento for miserável, devemos ser misericordiosos com ele. Se é bom, devemos estar alegres; e se é mau devemos ser indiferentes. Tais atitudes da mente para com os diferentes objetos que a ela se apresentam a tornarão cheia de paz. A maior parte das dificuldades de nossa vida diária surge porque somos inaptos a controlar nossa mente dessa maneira. Por exemplo, se alguém nos faz mal, instantaneamente reagimos com mal. Cada reação sob a forma de mal mostra que não estamos aptos para dominar chitta; a reação surge em forma de ondas na direção do objeto e perdemos nosso poder mental. Cada reação sob a forma de ódio ou um mal constitui desgaste para a mente, e cada mau pensamento ou ato de ódio, ou qualquer pensamento de reação, se controlado, será crédito para nós. Não que percamos algo assim procedendo; ganharemos infinitamente mais do que suspeitamos. Toda vez que suprimimos o ódio ou um sentimento de cólera, armazenamos muita energia em nosso favor; essa energia será convertida em poderes mais elevados.

34. *Expelindo e refreando o alento (chitta é pacificada).*

A palavra utilizada é prãna. Prãna não é exatamente alento; é o nome da energia que interpenetra o universo. Tudo que vemos no universo, tudo o que se move, trabalha ou tem vida é manifestação prãna. A soma total da energia espalhada pelo universo é chamada prãna. Este prãna, ao fim de um ciclo, permanece num estado quase imóvel e, quando o ciclo seguinte começa, gradualmente se manifesta. É prãna que se manifesta como movimento, como movimento nervoso nos seres humanos e animais; o mesmo prãna se manifesta também como pensamento e assim por diante. O universo inteiro é uma combinação de prãna e ãkãsa; também o corpo humano. De ãkãsa, temos os diferentes materiais que sentimos e vemos, e de prãna, todas as diferentes forças. Agora, o expelir e o refrear do prãna é o que denominamos prãnãyãma.

Pátañjali, o pai da filosofia Yoga, não dá instruções detalhadas sobre prãnãyãma; mas, posteriormente, outros yoguis descobriram várias coisas a respeito de prãnãyãma e fizeram dele uma grande ciência. Com Pátañjali, é somente um dos muitos caminhos; mas não lhe atribui muita ênfase. Ele simplesmente diz que se deve expelir o ar, aspirá-lo e retê-lo por algum tempo — eis tudo; e com isso a mente se tornará um pouco mais calma. Descobriremos, porém, que mais tarde se desenvolveu uma ciência particular chamada prãnãyãma. Vamos estudar um pouco do que os yoguis posteriores têm a dizer. Algo já vos disse antes, um pouco de repetição servirá para fixá-lo em vossas mentes.

Em primeiro lugar, devemos nos lembrar que prãna não é o alento, mas o que lhe causa o movimento, aquilo que é a vitalidade do alento. Também, a palavra *prãna* é utilizada para os sentidos; eles são todos chamados prãnas; e a mente é chamada um prãna. Vimos também que prãna é força. Todavia, não podemos chamá-lo força, porque força é somente a sua manifestação. É o que se manifesta como força e tudo o mais, em forma de movimento. Chitta, o estofo mental, é um motor que bombeia para dentro o prãna do meio ambiente e dele produz as várias forças vitais — as que mantêm o corpo — o pensamento, a vontade e todos os poderes. Pelo já mencionado processo de respiração podemos controlar todos os diversos movimentos do corpo e as várias correntes nervosas que fluem através dele. Primeiro começamos a reconhecê-lo e depois, vagarosamente, a controlá-los.

De acordo com os yoguis posteriores, há três correntes principais de prãna no corpo. Há uma chamada Irhã, outra Pingalã, e a terceira Sushumnã. Pingalã, de acordo com eles, está situada do lado direito da coluna espinal, Irhã à esquerda, e Sushumnã, no canal oco no centro da coluna espinal. Irhã e Pingalã, de acordo com eles, são correntes agindo em cada homem, através das quais executamos todas as funções da vida. Ainda que Sushumnã esteja presente em todos, não está ativo. Funciona somente no yogui. Lembremo-nos que a yoga transforma o corpo; à medida que se pratica, o corpo muda, não é o mesmo corpo que se tinha antes da prática. Isso é bastante racional e pode ser explicado. Cada pensamento novo que entretemos deve produzir, por assim dizer, um sulco através do cérebro. E isto explica o tremendo conservantismo da natureza humana, que se agrada em percorrer as trilhas já existentes, porque mais fácil. Se pensamos, só para exemplificar, que a mente é semelhante a uma agulha e a substância do cérebro uma massa branda à sua frente, então cada pensamento marca um sulco, como se o fosse, no cérebro. Este canal se fechará, exceto para a massa cinzenta, que entra e forma uma camada para mantê-lo aberto. Se não houvesse matéria cinzenta não haveria memória, porque memória significa tornar a passar por esses antigos canais, nas pegadas de um pensamento, por assim dizer. Agora, talvez tenhais notado que quando um homem discorre sobre assuntos onde toma algumas idéias familiares a todos, e combina e recombina tais idéias, é fácil segui-lo, pois aqueles canais estão presentes no cérebro de todos, sendo apenas necessário referir-se a eles. Sempre que surge um novo assunto, novos canais têm de ser feitos; de outra forma, não é entendido prontamente. É por isso que o cérebro (cérebro, não as próprias pessoas), inconscientemente, recusa deixar-se levar por idéias novas, resiste. O prãna tenta fazer novos canais e o cérebro não permite. Este é o segredo do conservantismo. Quanto menos canais houver no cérebro e menos a agulha de prãna tenha produzido aquela trilha, mais conservador será o cérebro e tanto mais lutará contra novos pensamentos. Mais pensativa é uma pessoa, mais complicados serão os canais em seu cérebro e mais facilmente tomará novas idéias e as compreenderá. Assim, com toda idéia nova, produzimos uma nova impressão no cérebro, abrimos novos canais através do estofo cerebral; eis porque encontramos que, na prática de yoga — consistindo, como o é, de um esquema inteiramente novo de pensamentos e motivos — surja tanta resistência física, no começo. Também eis porque encontramos que a parte da religião que trata do lado externo da natureza é tão largamente aceita, enquanto que a outra parte, filosofia ou psicologia, que trata da natureza interna do homem, é tão freqüentemente negligenciada.

Devemos nos lembrar da definição deste nosso mundo; é somente a Existência Infinita projetada no plano da consciência. Um pouco do Infinito se projeta em consciência e a isso chamamos nosso mundo. Assim, há um Além Infinito, e a religião deve lidar com ambos — com o pequeno pedaço chamado nosso mundo e com o Infinito Além. Qualquer religião que lidar com somente um dos dois será defeituosa. Deve tratar de ambos. A parte da religião que trata da parte do Infinito que veio ao plano da consciência, que se deixou apanhar, por assim dizer, no plano da consciência, na gaiola de tempo, espaço e causação, é bem familiar para nós, porque aí já nos encontramos, e as idéias a respeito desse plano estão conosco desde tempos imemoráveis. A parte da religião que trata do Infinito Além nos vem inteiramente nova, e nosso esforço para entendê-la produz novos canais no cérebro, perturbando todo o sistema. Eis porque encontramos que na prática de yoga, as pessoas comuns, a princípio, são tiradas de suas tendências habituais. A fim de diminuir essas perturbações, tanto quanto possível, todos esses métodos foram imaginados por Pátañjali. Podemos praticar o que melhor nos convém.

35. *Aquelas formas de concentração que geram percepções sensoriais extraordinárias causam perseverança da mente.*

Isto vem naturalmente com dhāranā, concentração. Os yoguis dizem que se a mente estiver concentrada na ponta do nariz, depois de alguns dias começa-se a sentir perfumes maravilhosos. Se na raiz da língua, começa-se a ouvir sons; na ponta da língua, começa-se a experimentar sabores deliciosos; no meio da língua, sente-se como se estivesse entrando em contato com algum objeto. Se concentrarmos a mente no palato, começaremos a ver coisas estranhas. Se um homem, cuja mente está perturbada, desejar praticar algo de yoga, duvidando, entretanto, da verdade que ela contém, terá suas dúvidas satisfeitas quando, após pequena prática, tais coisas lhe sucederem. Então perseverará.

36. *Ou (chitta é pacificada por meditação sobre) a Luz Efulgente, que está muito além de toda tristeza.*

Esta é outra espécie de concentração. Pensai no lótus do coração, com as pétalas para baixo e, percorrendo-o, o Sushumnã. Inspirai, e enquanto expelindo o alento imaginai que as pétalas estão voltadas para cima e que dentro do lótus brilha luz radiosa. Meditai nisso.

37. *Ou (pela meditação sobre) o coração que abandonou todo apego aos objetos dos sentidos.*

Tomemos algumas pessoas santas, algumas pessoas grandes, que reverenciamos, algum santo que sabemos perfeitamente desapegado e pensemos em seu coração. Esse coração tornou-se não-apegado. Meditemos sobre ele e nossa mente se acalmará. Se não pudermos fazê-lo, há o caminho seguinte.

38. *Ou (pela meditação sobre) o conhecimento que chega em sonhos, ou a felicidade experimentada no sono profundo.*

Às vezes uma pessoa sonha que vê anjos e conversa com eles, que está em estado extático e ouve música ecoando pelo ar. Tudo isso deixa profunda impressão nela, ao acordar. Que pense no sonho como real e medite sobre ele.

39. *Ou pela meditação sobre algo que atrai uma pessoa como sendo um bem.*

Não um tema nocivo, mas algo bom de que se goste: o lugar que se gosta mais, o cenário que mais agrada, a idéia que melhor compraz — algo que concentre a mente.

40. *A mente do yogui, assim meditando, torna-se desobstruída, do átômico ao infinito.*

Com tal prática, a mente facilmente contempla o mais diminuto e o mais vasto. Suas ondas, assim, tornam-se mais atenuadas.

41. *O yogui, cujos vrittis assim se tornaram sem poder (isto é, controlados), obtém, no receptor (o instrumento de) recepção, e o receptáculo (isto é a alma, a mente e os objetos externos), concentração e uniformidade, como um cristal (diante de objetos de cores diferentes).*

O que resulta dessa constante meditação? Devemos nos lembrar como, num aforismo anterior, analisamos os vários estados de meditação: o primeiro, sobre objetos densos, o segundo sobre os finos, e destes aos mais finos. O resultado é que podemos meditar tão facilmente sobre os finos como sobre os grosseiros. Ao meditar assim, o yogui vê três coisas: o receptor, o receptáculo, e o instrumento de recepção, correspondendo à alma, objetos externos e a mente. Três objetos de meditação nos são dados; primeiro, coisas grosseiras, como corpos ou objetos materiais; segundo, coisas finas, como a mente, chitta; terceiro, o Purusha qualificado — não o Purusha em Si Mesmo, mas o ego. Pela prática, o yogui se estabelece em todas essas meditações. Sempre que medita, pode descartar-se de quaisquer outros pensamentos; torna-se identificado com aquilo sobre o que medita. Quando medita, assemelha-se a uma peça de cristal. Ante as flores, o cristal se torna quase identificado com elas: se vermelhas, o cristal parece vermelho, se azuis, o cristal parece azul.

42. *(O samãdhi, no qual) o som, o significado e o conhecimento resultante estão misturados, é (chamado) "samãdhi com pergunta".*

Som, aqui, significa vibração; significado, as correntes nervosas que o conduzem; e conhecimento, a reação. Todas as várias meditações de que falamos até agora, são chamadas por Pátañjali, savitarka, "com pergunta". Mais tarde ele nos dá meditações cada vez mais elevadas. Nas que são chamadas "com pergunta", conservamos a dualidade sujeito-objeto, que resulta da mistura da palavra, significado e conhecimento. Há, em primeiro lugar, a vibração externa, a palavra; esta, trazida para dentro pelas correntes nervosas, é o significado. Depois vem uma onda de reação em chitta, que é conhecimento; mas a mistura dos três constitui o que chamamos conhecimento. Em todas as meditações mencionadas até aqui, temos essa mistura como objetos de meditação. O samãdhi seguinte é mais elevado.

43. *O samãdhi chamado "sem pergunta" (é atingido) quando a memória está purificada ou se torna vazia das qualidades, expressando somente o significado (do objeto meditado).*

Pela prática da meditação sobre esses três objetos, chegamos ao estado onde eles não estão misturados. Podemos nos livrar deles. Tentemos, em primeiro lugar, compreender o que são eles. Aqui está chitta. Devemos nos lembrar sempre a comparação que fizemos entre o estofo mental e um lago, e a vibração, a palavra, o som, a uma onda sobre ele. Tendes esse lago calmo em vós, e eu pronuncio a palavra "vaca". Assim que ela chega aos vossos ouvidos, produz-se uma onda em vossa chitta. Essa onda representa a idéia da vaca — a forma ou o significado, como nós a chamamos. A vaca aparente que conheceis é realmente a onda no estofo mental, surgida como reação às vibrações internas e externas do som. Com este, a onda vai morrendo; jamais pode existir sem uma palavra. Podeis perguntar o que acontece quando só pensamos na vaca e não ouvimos o som. Em tais ocasiões vós mesmos produzis o som. Dizeis "vaca" de modo inaudível, em vossa mente, e com isso surge a onda. Não pode existir onda sem esse impulso sonoro, quando não de fora, de dentro. E quando o som desaparece, a onda esvaece. O que subsiste? O resultado da reação — o conhecimento. Os três estão tão intimamente combinados em nossas mentes que não podemos separá-los. Quando surge o som, vibram os sentidos e a onda se eleva, como reação; seguem-se um ao outro, tão juntos, que não há possibilidade de distingui-los. Quando esta meditação tenha sido praticada por bastante tempo, a memória, receptáculo de todas as impressões, torna-se purificada. Então poderemos dissociá-los claramente uns dos outros. É o que se chama nirvitarka, "samãdhi sem pergunta".

44. *Por esse processo (os samádhis) "com discriminação" e "sem discriminação", cujos objetos são mais finos, são (também) explicados.*

Um processo similar ao precedente aplica-se outra vez; porém, os objetos a serem tomados naquelas meditações são grosseiros, ao passo que nesta são finos.

45. *Os objetos mais finos terminaram com pradhãna.*

O objetos grosseiros são os elementos e o que deles se produz. Os objetos finos começam com os tanmâtras, ou partículas finas. Os órgãos, a mente[2], o ego, o estofo mental (causa de toda manifestação), o estado de equilíbrio de sattva, rajas e tamas — chamadas pradhâna (o chefe), prakriti (natureza), ou avyakta (o imanifestado) estão todos incluídos na categoria dos objetos finos, executando-se somente o Purusha (a Alma).

46. *Esses samâdhis são "com semente".*

Eles não destroem a semente das ações passadas e portanto não nos podem libertar; mas aquilo que proporcionam aos yoguis está declarado no aforismo seguinte.

47. *Quando o yogui se estabelece no samâdhi "sem discriminação", sua chitta se torna firmemente fixa.*

48. *O conhecimento alcançado por meio dele é chamado "cheio de Verdade".*

O aforismo seguinte dará a explicação.

49. *O conhecimento obtido do testemunho e da inferência refere-se aos objetos comuns. O conhecimento obtido pelo samâdhi mencionado acima é de ordem muito mais elevada, podendo penetrar onde não podem o testemunho e a inferência.*

A idéia é que obtemos o conhecimento dos objetos ordinários pela percepção direta, pela inferência a partir dessa percepção, e através do testemunho de pessoas competentes. Por pessoas competentes os yoguis sempre se referem aos rishis, videntes dos pensamentos gravados nas escrituras, os Vedas. De acordo com eles, a única prova das escrituras é o fato de serem o testemunho de pessoas competentes; entretanto, afirmam que as escrituras não nos levam à realização. Podemos ler todos os Vedas e todavia nada realizar; porém, quando praticamos seus ensinamentos, então, alcançaremos aquele estado no qual realizamos o que dizem as escrituras, que penetra ali onde não vão nem a razão, nem a percepção, nem a inferência, e onde o testemunho de outros é inválido. Esse é o significado do aforismo. A realização é a religião real; todo o mais é somente preparação. O ouvir conferências, o ler livros, o raciocinar é, meramente, preparar o terreno; isso não é religião.

[2] A mente, o sensório comum, o agregado de todos os sentidos.

O assentimento intelectual ou dissentimento intelectual não são religião.

A idéia central dos yoguis é que da mesma forma que entramos em contato direto com os objetos dos sentidos, também podemos perceber diretamente a religião mesma, ainda que num sentido muito mais intenso. As verdades da religião, como Deus ou a Alma, não podem ser percebidas pelos sentidos externos. Eu não posso ver Deus com meus próprios olhos, nem tocá-lo com minhas mãos. Também sabemos que não podemos raciocinar além dos sentidos. A razão nos deixa num ponto bastante indeciso. Podemos raciocinar durante toda a nossa vida, como o mundo o está fazendo há milhares de anos, porém o único resultado será o de nos encontrarmos incompetentes para provar ou refutar os fatos da religião. O que percebemos diretamente tomamos como base, e sobre ela raciocinamos. Assim, é óbvio que o raciocínio tem de andar dentro dos limites da percepção; jamais pode ultrapassá-los. O escopo total da realização, portanto, está além da percepção sensorial. Dizem os yoguis que um homem pode ultrapassar sua percepção sensorial direta e sua razão. O homem traz consigo a faculdade, o poder, de transcender até o próprio intelecto — poder que está em todo ser, em toda criatura. Pela prática de yoga esse poder é despertado e então o homem transcende os limites ordinários da razão e percebe diretamente as coisas que estão além de todo raciocínio.

50. *A impressão resultante desse samãdhi obstrui todas as outras impressões.*

Vimos no aforismo precedente que a única maneira de atingir a superconsciência é através do samãdhi e que os samskãras passados, ou impressões, são os obstáculos que a mente encontra para alcançar o samãdhi. Todos haveis observado que quando tentais concentrar a mente, os pensamentos perambulam. Quando pretendeis pensar em Deus, é esse o instante justo em que surgem os samskãras. Em outras ocasiões não surgem tão ativos; porém, quando não quereis que eles apareçam, seguramente estarão presentes, tentando, ao máximo, turbilhonar a vossa mente. Por que deve ser assim? Por que só muito mais potente ao tempo da concentração? É porque os estais reprimindo e reagem com todo seu poder. Em outras ocasiões não reagem. Quão incontáveis devem ser essas impressões passadas, localizadas em algum lugar de chitta, prontas, esperando, como tigres, para saltar! Têm de ser suprimidas para que a única idéia que desejamos possa levantar-se, com exclusão das outras. Ao invés, estão lutando todas para virem ao mesmo tempo. Tal é o poder dos vários samskãras em obstaculizar a concentração da mente. Assim, o samãdhi que acabou de ser mencionado é o melhor para se praticar, por seu poder de suprir os samskãras. O samskãra despertado por essa forma de concentração será tão poderoso que obstruirá a ação dos outros, deixando-os sob contenção.

51. *Pela repressão também desta (impressão que obstrói todas as outras impressões), todas reprimidas, vem o samãdhi "sem semente".*

Devemos nos lembrar que nossa meta é perceber a própria alma. Não. A podemos perceber porque misturou-se com a natureza, com a mente, com o corpo. O homem ignorante pensa que seu corpo é a Alma. O homem instruído pensa que sua mente é a Alma. Ambos estão enganados. O que faz a Alma misturar-se assim? Ondas diferentes que se elevam, em chitta e cobrem a Alma. Vemos somente um pequeno reflexo da Alma através de tais ondas. Se a onda é de cólera, pensamos que a Alma está zangada — "Eu estou zangado", dizemos. Se é de amor, vemo-nos refletidos nessa onda e dizemos que amamos. Se é de fraqueza, e a Alma está refletida nela, pensamos que somos fracos. Essas várias idéias vêm daquelas impressões, os samskãras, que cobrem a Alma. Sua natureza real não é percebida enquanto houver uma única onda no lago de chitta; essa natureza real jamais será percebida enquanto subsistirem as ondas. Assim, Pátañjali primeiro nos ensina o significado dessas ondas; segundo, a melhor forma de reprimi-las; e terceiro, como tornar uma certa onda tão forte que seja capaz de anular todas as outras, o fogo comendo fogo, por assim dizer. Quando só uma permanecer, será fácil suprimi-la também, e, feito isso, o samãdhi, ou concentração, que se seguir, será chamado "sem semente". Nada mais resta e a Alma se manifesta como é, em Sua própria glória. Só então saberemos que a Alma não é um composto; é a única substância eternamente simples no universo; como tal, não pode nascer, não pode morrer. É imortal, indestrutível, a sempre-vivente essência da inteligência.

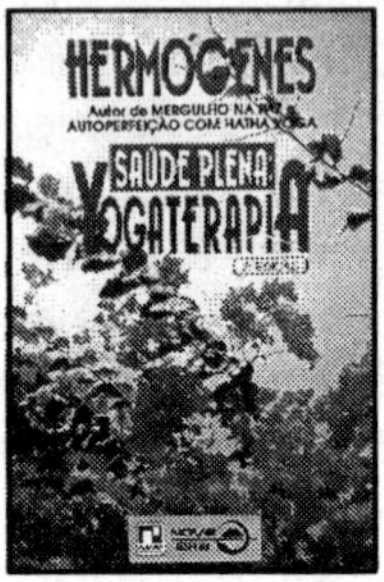

SAÚDE PLENA:
YOGATERAPIA
Hermógenes
Formato: 14 x 21
384 páginas
Editora Record
Caixa Postal 23.052
Rio de Janeiro
1992
(Ver pág. 138)

A Filosofia Védica

HERMÓGENES

As visões científicas ocidentais sobre o homem, como tenho mostrado, ajudaram muito a minha compreensão. Fizeram-me entender grande parte do que aconteceu tão espantosamente com tanta gente que melhorou, que venceu, reconquistou saúde e acrescentou exuberância à própria vida; que se libertou da mediocridade. Mas o modelo do homem (*manava*) segundo os *vedas*, isto é, conforme os ângulos de visão principalmente das filosofias *Samkhya*, Yoga e *Vedanta*, é o que efetivamente usei para minha própria experiência pessoal, para o trabalho na Academia e para as propostas que andei fazendo, através de livros e cursos. E, não obstante a lucidez e os firmes alicerces que me propiciaram as ciências atuais, ainda hoje continuo fiel à sabedoria hindu, que me explica tão bem o homem holístico, isto é, o sistema grandioso que o homem é, e me faz compreender até mesmo as propostas mais avançadas e abstratas da ciência contemporânea.

O Veda

Veda significa conhecimento, sabedoria. Há milênios muito recuados, os sábios da Índia (os *rishis*) captaram a Ciência Eterna (*o Veda*) intuitivamente, e a expuseram em forma de poesia, em hinos, utilizando uma linguagem nada lógica, mas essencialmente simbólica. Posteriormente, outros sábios, estudando o conteúdo védico sob ângulos particulares de visão (*dharshana*), criaram algo que no Ocidente chamaríamos "escolas filosóficas".

O Uno e o Universo, incluindo todos os seres e todas as coisas, portanto também o homem, são "explicados" conforme seis *dharshanas*, ou "ângulos de visão", sob os quais os *Vedas* foram analisados. Dos seis *Kharshanas*, três — *Samkhya*, Yoga e *Vedanta* — são os mais úteis para nosso estudo, para levar-nos a compreender o homem, em suas aparentes misérias e em sua real magnitude.

Samkhya

A filosofia *Samkhya* foi proposta por Kapila, o qual, segundo uma escritura sagrada — a *Shrimad Bhagavatam* —, foi uma encarnação divina (*avatar*). Ele ensinou que o homem é constituído por uma dualidade: *Purusha*, a Consciência, o Espírito imaculado, livre, imutável e imóvel, de um lado; e de outro, *Prakritti*, a matéria mutável, inquieta, limitada, limitante, transitória. Não obstante essencialmente transcendente e livre, *Purusha*, no homem, envolvido que está pela densa e frustradora matéria, vê-se cativo, padecendo e gozando, nascendo, morrendo, renascendo. É por se identificar com a matéria (*Prakritti*), isto é, por ignorância quanto à sua própria e prístina natureza, que, como que "encantado", *Purusha* permanece no cativeiro. Só a percepção total da Verdade o libertará. Mas a natureza (*Prakritti*) tem muitos sortilégios capazes de prolongar tal ilusão e, conseqüentemente, a prisão de *Purusha*. A retomada da liberdade, portanto, só virá a ocorrer com a vitória da Verdade sobre a ignorância. A batalha é travada contra as trevas reinantes na mente e no intelecto.

Jesus assegurou:

"Conhecereis a Verdade, e a Verdade vos libertará". (João 8:32)

Kapila *des-vela* a nossos olhos como ocorreu a manifestação do Universo, até a formação do homem.

Yoga

A filosofia de Patanjali ou Yoga se baseia na escola anterior, o *Samkhya*, como teoria. Mas enquanto esta faz a libertação depender tão-somente de uma conquista gnosiológica, isto é, somente graças ao conhecimento ou constatação, o Yoga, fazendo-nos alcançar não apenas uma compreensão científica da mente humana, ensina-nos principalmente uma austera disciplina (*sâdhana*), isto é, uma prática para o aprimoramento da mente, a qual é levada à perfeita quietude. É quando todas as funções e movimentos da mente se detêm que *Purusha* escapa do cativeiro, alcançando seu estado prístino, que é Liberdade, Poder e Perfeição.

Samkhya é portanto uma teoria. *Yoga* é essencialmente uma prática. Elas se completam. A primeira diz-nos que somos Perfeição mas, por ignorância, nos sentimos imperfeitos; que somos Onipotência, mas só acreditamos em nossa própria debilidade; que somos Sanidade, mas nos supomos doença. Basta mudar nossa errônea *crença* para que, libertos da ilusão, atinjamos a Perfeição, a Onipotência, a Saúde. *Yoga*, mostrando-nos que as condições adversas de nossa mente é que mantêm o cativeiro, ensina-nos o que fazer e nos propõe um autotreinamento visando a purificá-la, estabilizá-la, submetê-la, o que permite, finalmente, parar as agitações que na substância mental febrilmente se manifestam. E assim, se alcança não somente a perfeita Paz, mas a Liberdade final.

Mas o Yoga, tendo por base o *Samkhya*, não poderia deixar de considerar a ignorância como o verdadeiro carcereiro e, portanto, o fator do cativeiro. Patanjali, o codificador do Yoga, enumera cinco fatores que geram todas as formas de limitação e sofrimento que machucam cada um de nós e toda a humanidade. Na enumeração abaixo, cada um gera o seguinte, sendo o primeiro exatamente a ignorância, causa única dos demais. São os cinco *kleshas*, que se seguem:

(a) *avidhya*, que significa falta de conhecimento ou sabedoria (*vidhya*), mantém-nos incapazes de saber que, em verdade, somos *Purusha* (eterno, imutável... Consciência Pura);

(b) *asmita* é o ego pessoal, inferior, isto é, aquilo que, nos enganando, nos faz pensar que somos um "fulano-de-tal", que é distinto e está distante de tudo mais; em outras palavras, nos torna egocêntricos, egoístas;

(c) *raga* é o apego a tudo que gratifica *asmita* (o ego), e assim nos mantém em permanentes desgaste e tensão;

(d) *dwesha,* ou aversão, é a atitude de rechaço ou hostilidade a tudo que desagrada *asmita*, o "fulano" que cada um supõe ser, acarretando dramas, estresse, crise e lutas;

(e) *abnwesha* é o medo de

morrer ou o apego à vida.

Tendo perdido na densa nuvem da ilusão o Ser Real (*Purusha*) que somos, o ego (*asmita*), embusteiro e intruso, aproveita e assume o trono de nossas vidas. Na ambição de ganhar o que ainda não tem e segurar a posse do que já tem, ao mesmo tempo que, detestando o que incomoda, e, conseqüentemente, pretendendo afastar ou destruir, se mantém em desgastante luta; e, na evidência de não poder sempre ter o que agrada e evitar o que desagrada, o ego torna-se vítima do medo... E é assim, no torvelinho neurotizante de desejos, apegos, hostilidades, ódios e fobias, que perdemos a homeostase e derrubamos nossa eficiência imunológica. O ego pessoal, como se vê, é o epicentro de todas as perturbações de nossas vidas.

Na medida em que o homem consegue reduzir a tirania do ego, e também aquilo que do ego resulta (apego, aversão e medo), na mesma medida, recupera a paz e a saúde, e abre caminho para a felicidade.

O *Yoga* ensina que o que vela e enovela *Purusha* é o ininterrupto estado de agitação da substância mental (*chitta*). É isto que obscurece a Consciência (*Purusha*). Nossa mente, em seu estado normal, é toldada por um véu frustrador (*avarana*); está permanentemente agitada e inquieta (*vikshepa*); é também impura (*asuddha*) e suscetível à poderosa influência de conteúdos do inconsciente... Tudo isto aprisiona *Purusha*.

Através de uma disciplina científica, pode-se reduzir ou esvaziar os conteúdos do inconsciente, pode-se também purificar, aquietar e *des-velar* a substância mental (*chitta*), vencendo o carcereiro de *Purusha*: a ignorância.

O objetivo final de tal disciplina ou *sâdhana* é a parada total dos pensamentos, imagens, recordações, projetos, enganos, fantasias. É isto que viabiliza a libertação de *Purusha*.

Vedanta Adwaita

Outra escola filosófica que ajudou a muitos que se recuperaram das penas de suas vidas traumatizadas, fragilizadas, tristes, enfermiças... é a *Vedanta adwaita*. *Vedanta* é filosofia baseada na parte final (*anta*) dos *Vedas*, isto é, nos *Uppanishadds*. *Adwaita* significa não-dualismo ou monismo. Para esta filosofia, só existe um Ser, e Ele é Um "sem-um-segundo". É Uno e Único. Assim, tudo que existe é o próprio Ser ou *Brahman* (o Imenso); e nada existe fora d'Ele.

Cada um de nós é um *jiva*, isto é, uma alma em processo evolutivo. E a evolução consiste em, progressivamente, superar o estado dualista de consciência, que nos ilude, fazendo-nos crer que somos diferentes e estamos distantes uns dos outros e também distintos e alienados do Ser.

O que no Yoga vimos chamar-se *asmita* aqui é chamado *ahamkara*, o ego pessoal, o qual nos detém no oceano da dualidade.

O Ser Supremo é também chamado *Sat-Cit-Ananda*. *Sat* é Essência ou Verdade; *Cit* é a Consciência Absoluta; e *Ananda*, a Perfeita Felicidade. Em cada um de nós, o *Atma* é centelha do eterno e infinito *Satcitananda*.

Por um lado, em realidade, somos o próprio *Atma*, que é idêntico a *Satcitananda*; por outro, em aparência convincente somos incapazes de nos apercebermos disto. Vítimas do sortilégio do ego pessoal (*ahamkara*), convencidos estamos de que somos nosso corpo, nossa mente, nosso intelecto. Este auto-embuste é que nos sentencia a "sofrermos fome em um país distante", conforme a expressão da parábola do "Filho Pródigo", isto é, a continuarmos subjugados pelo sofrimento (*dukha*).

Duas imagens dos *Uppanishadds* têm me ajudado a auxiliar pessoas que viviam mergulhadas em estados neuróticos. Estas duas alegorias explicam melhor o que acabei de tentar explicar sobre a dualidade e sobre a não-dualidade.

A primeira descreve que um indivíduo, ao entrar num lugar de penumbra, foi terrivelmente impactado pela presença agressiva de uma cobra quase a seus pés, respondendo com a mobilização do organismo para a "luta ou fuga", conforme estudamos ao tratar do processo do estresse. À medida, porém, que seus olhos foram se acomodando, o corpo também foi se acomodando, se acalmando, pois verificou — com que alívio! — que não era uma ameaçadora cobra, mas uma inofensiva corda.

Na sua própria vida, leitor, quantas falsas cobras já o perturbaram? Ou ainda perturbam? A *Vedanta adwaita* nos adverte para que não continuemos a reagir às aparências, pois são como miragens no deserto. Tudo que existe é falácia e impermanência. Só o Ser (Deus) é real e eterno.

A outra imagem é a da árvore e dos dois pássaros. Numa mesma árvore moram dois pássaros. Um, nos ramos mais baixos, vive sofregamente a comer os frutos, investindo todo seu tempo, suas energias e habilidades na caça aos mesmos. Quando come um saboroso, exulta. Quando um amargo, se deprime. O outro pássaro, da mesma raça, vive nos ramos mais altos. Ele é sereno, imperturbável, equânime, feliz, atento. É uma testemunha silente de tudo que se passa com o outro.

Na árvore que é nossa vida, o pássaro de baixo é nosso *ahamkara* (eu inferior, egoísmo), que vive prisioneiro da alternância dos opostos da existência: alegria-tristeza; lucro-perda; nascer-morrer; dia-noite; agrado-desagrado; euforia-disforia. Sempre *raga* (apego)-*dwesha* (rejeição)...O pássaro sábio, calmo, sóbrio, equânime, imperturbável, feliz é nosso verdadeiro Ser, o *Atma*, aquilo que, em realidade e não em fantasia, essencialmente somos.

A logoterapia, em certo aspecto, consiste em libertar-nos da ilusão de que somos o pássaro caçador de frutos, tão frágil, tão aflito, tão vulnerável e, simultaneamente, recobrar-nos a "Verdade que liberta" e que diz que, em realidade, somos o pássaro de cima: o *Atma*.

Em termos de ciência védica, esta percepção ou sabedoria é a verdadeira metanóia que nos pode salvar.

O modelo de homem holístico representado anteriormente neste livro é uma proposta que tem por base os conhecimentos ocidentais, e já nos presta muito auxílio para libertarnos dos velhos "modelos", propostos pelas concepções religiosas tradicionais no Ocidente (corpo e alma). Aristóteles e São Paulo já haviam proposto mais avançados modelos do homem, os quais, no entanto, tudo indica não foram devidamente levados a sério.

Para o efeito de medicina holística, segundo minha experiência, os modelos propostos pelos *rishis* (sábios hindus), além de estarem agora recebendo confirmação das últimas conquistas da comunidade científica internacional, merecem reflexão e estudo pelo quanto podem contribuir para o processo de restauração e manutenção da sanidade e da santidade.

Infelizmente, dentro dos limites deste livro, só posso dar algumas informações esquemáticas e resumidas sobre o homem integral no enfoque da multimilenar filosofia da Índia.

O homem segundo Kapila e Patanjali

No sistema Samkhya-Yoga vimos o homem formado por dois pólos: o espiritual (*Purusha*) e o material (*Prakritti*).

Pena que não possamos aqui descrever o homem em sua parte psíquica ou *antarkarana* (instrumento interno), para mostrar que psicologia incomparável é aquela ensinada por Patanjali. Posso dizer somente que o mundo objetivo nos penetra através dos cinco sentidos da percepção (os que já conhecemos) e sobre ele atuamos através dos cinco órgãos da ação. As impressões sensórias, já no *antarkarana*, nosso "instrumento interno", produzem alterações (*vrittis*) na substância mental (*chita*). Estes *vrittis* também são produzidos pelos conteúdos internos, alguns partindo do inconsciente. O ego pessoal (*ahamkara*) dá seu colorido ou sua "nota" (egoística, sem dúvida) aos mesmos *vrittis* e como que os apresenta ao julgamento do intelecto (*buddhi*), o qual delibera, e decide como e quando devemos agir.

Para o exercício da terapia, todo este esquema é iluminativo. A *esteticoterapia* sugere toda uma profilaxia da sensualidade (dos *indryas*). A psicoterapia, processada ao nível de *antarkarana,* sugere vigilância sobre os apegos e rejeições gerados pelo *ahamkara*, e nos facilita o cultivo da equanimidade. A *logoterapia* sugere vigilância, o uso correto do intelecto que avalia, julga, decide, bem como práticas equanimizantes, como a meditação e a prece.

O MODELO DO HOMEM
Segundo Samkhya-Yoga

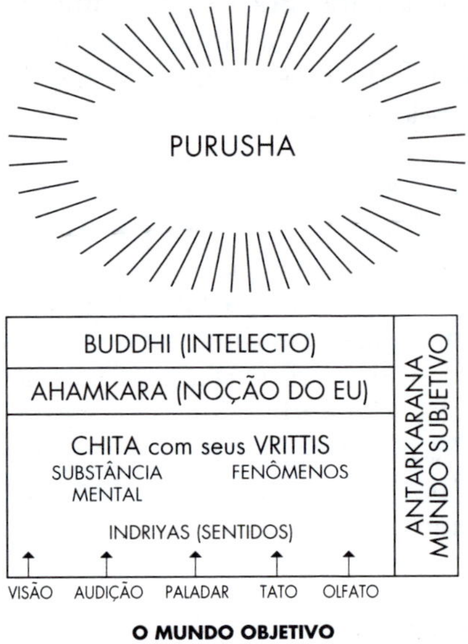

O Homem segundo o Vedanta

Segundo o *Vedanta*, temos não somente um corpo (*sharira*)[1] físico, porém mais dois outros não-físicos.

São, portanto, três estruturas: (1) *sthula sharira* (corpo físico), que tão bem a medicina conhece; (2) *sukshma sharira*

[1] Sharira significa "aquilo que será cremado".

ou corpo sutil, objeto das terapias vitalistas (acupuntura, pranoterapia, *do-in* etc.); e (3) *karana sharira*, ou corpo causal, pois é aquilo que *causa* os dois outros.

O modelo vedantino mostra também o homem formado por cinco revestimentos (*kosas*), todos eles incessantemente cambiando, fluindo, e, por isso mesmo, ilusórios, inconsistentes (*maya*):

(1) *annamaya kosa* — o envoltório (*kosa*) formado pela modificação (*maya*) que se processa nos alimentos. É nosso corpo físico, o *sthula sharira*. Veja o capítulo "A Máquina". O nome é bem ajustado. Que é nosso corpo físico senão o que resulta do metabolismo do que comemos? O feto é formado pelo alimento fornecido pelo organismo materno;

(2) *pranamaya kosa* — envoltório (*kosa*) formado pelas energias (*pranas*) que regulam e mantêm as cinco funções orgânicas e, portanto, nos mantém vivos e sadios;

(3) *manomaya kosa* — estrutura confeccionada pelas emoções e estados d'alma; é formada pela mente e pelos cinco sentidos;

(4) *vijnanamaya kosa* — estrutura (*kosa*) cambiante (*maya*) constituída pelo intelecto, que é a faculdade pela qual somos conscientes de nossos próprios conhecimentos e realizações; é ela que comunica o sentido de ser "autor" das ações. Para não ficar uma dúvida, esclareço: a mente deseja, quer, enquanto o intelecto conhece, raciocina e decide.

(5) *anandamaya kosa* — é a estrutura (se é que se pode falar assim) cambiante, que se encontra num plano no qual a mente e o intelecto funcionam livres dos problemas e misérias que sempre os acompanham, daí o nome *ananda*, felicidade, bem-aventurança.

O MODELO DO HOMEM
(Segundo o Ventana)

ATMA	
CORPOS (SHARIRAS)	ENVOLTÓRIOS (MAYOKOSAS)
KARANA (CORPO CAUSAL)	**ANANDA** (FELICIDADE)
SUKSHMA (CORPO SUTIL)	**VIJNANA** (INTELECTO)
	MANO (MENTE)
	PRANA (BIO ENERGIAS)
	INDRIYAS (SENTIDOS)
STHULA (CORPO FÍSICO)	**ANNA** (ALIMENTOS)

Trata-se do estado de felicidade que desfrutamos no sono profundo ou sono sem sonho. Já muito próximo da Realidade Átmica ou nível quântico, onde curas instantâneas e mesmo tidas por impossíveis acontecem.

Analise a ilustração anterior e veja as correspondências dos cinco *mayakosas* com os três *shariras*.

Estes *shariras* e *mayakosas* estão no reino das aparências, da irrealidade, do efêmero, incluindo aí até mesmo o mais sutil, o *anandamaya kosa*. Intangível, sobranceiro, imutável, imóvel, eterno, onisciente, onipotente e onipresente a tudo isto se encontra o *Atma*, o Logos.[2]

O Espírito (o *Atma*) parece ser o espaço infinito que contém as demais estruturas, indicando assim sua infinitude, sua onipresença. No modelo vedantino (ilustração anterior), o homem se assemelha, esquematicamente, a um corte transversal numa cebola, dando para ver os *kosas* como camadas concêntricas. É no íntimo de tal configuração que se encontra o *Atma*, dando uma idéia oposta pela qual Ele parece isolado, prisioneiro, resguardado, interiorizado. Ora, sendo o Ser Supremo, nós o sabemos, está em toda parte. Portanto, o propósito aqui é representar o que dizem as escrituras: "Ele está no interior de cada um de nós". E, embora dentro de cada um simultaneamente, o *Atma* se distribui por todo "oceano sem praia e sem fundo" que é este vasto Universo, pois Ele é a própria onipresença. Os *Uppanishadds* dizem:

"O único a governar é o Eu [Divino, o *Atma*], e Ele mora no interior de todas as coisas e criaturas transitórias... Os sábios O contemplam como presente em seu próprio ser, daí porque lhes pertence a paz eterna e a mais ninguém".

Jesus deixou bem claro:

"O Reino de Deus está dentro de vós". (Lc 17:21)

Os gunas

Um outro conhecimento altamente valioso para ação antidistresse é a noção dos *gunas*. Em *Yoga Para Nervosos* sugeri as séries terapêuticas de técnicas, levando em conta os tipos humanos: *rajásicos, tamásicos e satívicos*. Anos depois, as pesquisas da ciência chegaram a

[2] A água não o molha; o fogo não o queima; o vento não o seca; as armas não o ferem; o tempo não o envelhece; nenhuma doença o atinge.

descrever um tipo humano que é aquele mais freqüentemente vítima de ataques cardíacos — o tipo A. A descrição do tipo A feita pelos cientistas coincide com aquela que, anos antes, eu fizera para os indivíduos que denominara *rajásicos*. Quanto aos dois outros tipos por mim descritos, inspirado pela doutrina dos *gunas*, a ciência ainda não os percebeu a não ser um pouco e pela superfície, o tipo *tamásico*, que é um astênico, um deprimido. O tipo *satívico* que é são, puro, inteligente, harmonioso, vai demorar mais a ser descrito pela ciência, pois esta não tem se dedicado ao estudo da sanidade-santidade no homem. Detém-se mais sobre a doença e menos sobre a saúde.

O corpo energético

Outro aspecto do modelo do homem é aquele sugerido pelo *pranamayakosa*, que, como vimos, fazendo parte do *sukshma sharina*, ou corpo sutil, é constituído por bioenergias; apresenta uma particular anatomofisiologia, formada por *naddhis* ou condutos energéticos e *chakras* ou centros de força. Todo este modelo já se encontra suficientemente explicado em *Autoperfeição com Hatha Yoga*, e repeti-lo aqui seria demasiado para os limites desta obra.

Tenho a acrescentar porém o que no mesmo livro deixei de mencionar: as cinco diferentes energias e suas funções biológicas. Ao fazê-lo agora, o leitor vai dar-se conta de quanto é importante a prática de *pranayamas*, visualizações, meditações e convicções filosófico-espiritualizantes que fazem parte do "método".

Cinco são as funções vitais, isto é, aquelas das quais depende a qualidade da vida e a própria vida. Cada uma delas é desempenhada por uma determinada forma de energia prânica. Vejamos:

(1) *respiração*, efetuada pelo *prana*;

(2) *evacuação* e outras ações emunctórias permanentes (purificadoras do meio interno) a cargo de *apana*;

(3) *circulação*, desempenhada por *vyana*;

(4) *ação de lançar fora* (vômito, lágrima etc.), produzida por *udhana*;

(5) *digestão-assimilação*, produzida por *samana*.

Tomara que o leitor reflita bastante sobre tantas informações e tire suas inferências e as utilize proveitosamente na condução de sua preciosa vida e, assim, alcance as metas mais belas e grandiosas para a conquista das quais recebeu de Deus a oportunidade de existir e o empréstimo deste corpo-instrumento.

Aprovação

Quando, há mais de três décadas, publiquei *Autoperfeição com Hatha Yoga*, desde as primeiras semanas, pessoas amigas se preocuparam quanto à possível reação que o meio médico manifestaria contra um leigo que ousara propor uma solução não ortodoxa para os problemas de saúde. Agradecia e compreendia os bondosos cuidados. Ora, o livro era pioneiro do movimento que hoje se conhece como "medicina alternativa", e mesmo da tão recente "medicina holística". Isso poderia espantar e conseqüentemente atrair suspeitas e contestações, que seriam em termos do tipo: "Como ousa alguém, que não freqüentou a Faculdade de Medicina, falar de uma tão estranha medicina, que pouca ou nenhuma credibilidade apresenta?" O interessante é que entre tais pessoas amigas, algumas, sendo da classe médica, recearam quanto ao que a medicina ortodoxa faria. Dr. David Susmann, da Argentina, foi um deles. Dele recebi uma carta em que afirmava o quanto sua classe é preconceituosa e ciumenta. Outro foi o Dr. Fernando Feitosa da Luz, este referindo-se ao *Yoga para Nervosos.*

Não pecou por ousadia e excesso de entusiasmo ingênuo quem fundamentou sua proposta inovadora em dura e quase extrema experiência pessoal, que tanto pesquisara em livros, que tem alta consideração pelos médicos, a quem tanto deve, e que confia no amor que eles têm à Verdade. Naqueles distantes dias, eu tinha, e hoje intensamente tenho, certeza de que o impacto da Verdade é bastante forte para demolir quaisquer paredões que o medo e o preconceito tenham levantado. Tinha e tenho como certo que o bom médico não rechaça uma proposta, mesmo que esta não tenha surgido de sob a cúpula áustrea da ciência ensinada nas faculdades, desde que a prática comprove sua eficácia na ajuda ao ser humano em busca de saúde.

Eu estava certo. Até hoje só tenho recebido simpatia e o valioso crédito de médicos de várias especialidades. Alguns destes foram alunos da Academia e se declararam beneficiados. Lado a lado com os médicos, tenho tido a honra de participar de seus congressos científicos e de ciclos de conferências. Diariamente eles me encaminham pacientes seus. Cada vez mais aumenta o número de psiquiatras que preferem enviar o doente a uma livraria, isto é, receitam *Yoga para Nervosos*, em lugar de a uma farmácia para adquirir psicofármacos. Durante dois anos minha esposa e eu, usando jalecos, trabalhamos com Yogaterapia no mais importante hospital do Rio.

A experiência na Santa Casa foi grandiosa (ver a seguir). Como aprendemos do Dr. Osmar Sequeira e sua equipe! Quanto me senti feliz, ninguém pode imaginar. Agradeço sempre a Deus.

Alguns casos chegaram a repercutir na comunidade médica da Santa Casa, especialmente o atendimento a irmã Vitória, uma vicentina sexagenária, que, doente terminal, recebera extrema-unção, quando Dr. Sequeira nos solicitou que dela cuidássemos.

O "milagre" aconteceu e está detalhadamente narrado em *Yoga para Nervosos.* Hoje, conhecendo a teoria da cura quântica, encontro explicações em termos científicos. Mas, naquele janeiro de 1987, uma explicação já existia: uma cura logoterápica, isto é, operada pela graça onipotente, onisciente e onipresente de Deus.

Provavelmente, graças a Deus e à coragem do Dr. Osmar Sequeira, diretor da Enfermaria 32, talvez seja esta a primeira experiência histórica com Yoga dentro de um grande hospital.

"Atesto que o professor José Hermógenes de Andrade vem colaborando com este serviço de recuperação funcional dos pacientes submetidos a cirurgia torácica e doentes clínicos portadores de pleuro e pneumonias. Esta colaboração assídua e voluntária nos tem trazido excelentes resultados no tratamento pré e pós-operatório dos enfermos internados neste Serviço" (Dr. Osmar Freire de Sequeira, chefe do Serviço de Doenças do Tórax).

Este atestado documenta uma histórica cooperação pioneira da medicina alternativa com a ortodoxa, em proveito da saúde dos internados num hospital.

A Yogaterapia os ajudou

Não fosse muito positiva a experiência que Dr. Osmar Sequeira fizera com os "exercícios respiratórios" ensinados em *Autoperfeição com Hatha Yoga*, com sua responsabilidade de catedrático em sua especialidade, não seria inspirado a procurar um leigo para expressar agradecimento, para se tornar seu aluno e depois convidá-lo para integrar sua equipe na Santa Casa. Tive entre alunos e leitores (estes a praticar autodidaticamente) médicos de especialidades diversas e clínicos que me declararam o quanto haviam aproveitado para solução desta ou daquela disfunção em seus próprios organismos.

Caso 67

Conheci Dr. Pedro Vicente Michelotto, da Clínica Paranaense de Cardiologia, em 1982. Ele se matriculara para freqüentar um curso de Yogaterapia que dei naquela cidade. Falou-me de quanto pessoalmente havia melhorado e de como estava conseguindo a melhora de pacientes seus, em recuperação cardíaca. Ele, um especialista, aluno de um leigo! Isto revela: sua humildade e desejo de melhorar seu desempenho profissional, e a excelência do "método" que o leigo propunha. Escreveu-me numa carta:

"Com relação à minha pessoa: faço Yoga duas vezes por dia (quando dá) — um pouco pela manhã, que me ajuda a iniciar o dia com maior otimismo; e um pouco à tarde, ou melhor, instantes antes de deitar-me, que me ajuda a dormir e me dá um sono mais reparador. (...) Estou sempre procurando aperfeiçoar-me, não só na parte técnica, mas principalmente na maneira de viver. O que me parece fundamental é o conjunto de modificações que a prática constante do Yoga produz em nós".

Pessoalmente ele me informou que tornava seus pacientes todos leitores e praticantes de *Yoga para Nervosos*. Em carta, declarou:

"O que posso dizer é que você é citado diariamente para meus clientes, e recomendo veementemente a leitura de seus livros, e isto tem ajudado bastante meu trabalho profissional".

Caso 68

Dr. Moisés Fisch, conhecido urologista e cirurgião do Rio de Janeiro, escreveu-me uma longa carta em apoio a meu trabalho, na qual, logo no início, diz:

"Foram surpreendentes os resultados por mim observados com o Yoga. Desapareceu-me a visceroptose, a fadiga, a estase venosa nos membros inferiores etc. Tornei-me um adepto fervoroso da Yogaterapia, com a perda de oito quilos, indicando-a à maioria de meus amigos e clientes, tanto no decurso de tratamento urológico e ginecológico como nos distúrbios glandulares, nos pré e pós-operatórios..."

Considere estes três últimos casos. São médicos a declarar espontânea e entusiasticamente, e com autoridade conferida pela experiência, que o "método" os beneficiou pessoalmente como também a clientes seus: um cirurgião; um pneumologista; um cardiologista; um cirurgião e urologista. O mesmo "método" se evidencia assim , inquestionavelmente, eficaz em pelo menos três especialidades. O mesmo pode ser dito em relação a psiquiatras, ortopedistas, clínicos gerais.

Caso 69

A carta-depoimento que se segue foi uma das que mais me comoveram. A agonia de um canceroso é uma crise das mais arrasadoras, pois monopoliza toda a atenção do doente e consome suas já desgastadas energias. A dor que não cessa nem diminui, o horror da desesperança, a aproximação do epílogo... Como pode alguém, em situação de tamanho traumatismo, produzir uma carta igual à que ele me escreveu? Que divina motivação o levou a esquecer seu drama e a lembrar-se de alguém que só conhecia através de um livro?

"Escrevo esta carta com um entusiasmo tão grande como a fé com que apliquei os ensinamentos do Yoga na minha total recuperação pós-operatória. Há sete meses que eu havia sido submetido a uma pneumonectomia, em conseqüência de uma formação tumoral que atingiu dois lobos de meu pulmão direito. Durante os três primeiros meses, não obstante a utilização de todos os recursos da hodierna terapêutica médica, não conseguira um pequeno alívio sequer em meu estado de ininterrupto sofrimento — dores difusas em todo o hemitórax e a sensação constante de formigamento e queimadura de toda a região supracitada, de forma tal que só conseguia adormecer com auxílio de analgésicos fortes. Além disto, o traumatismo operatório, a doença em si, o longo período de exames complementares para chegar à conclusão diagnóstica, e outros fatores de ordem emocional, conseguiram realizar o descontrole completo de meus nervos, forçando-me a viver escravizado a neurossedantes.

Foi então que li, com muita atenção, e coloquei em prática os ensinamentos contidos em seu precioso livro *Yoga para Nervosos*. Praticava a ginástica e terminava com o relax. Devo-lhe dizer, professor, e nestas expressões vão todo o meu entusiasmo médico, o meu agradecimento, pois, desde então, todos os meus padecimentos cederam e os meus nervos afrouxaram como se eu acabasse de sair de prolongada sonoterapia. Os filetes nervosos que ficaram presos pela cicatriz operatória aos poucos foram se libertando.

É lamentável que os ensinamentos contidos em seu maravilhoso livro não tenham uma divulgação larga. A própria medicina, no seu constante movimento de evolução progressista, muito lucraria se esses ensinamentos fossem compilados, regulamentados e disciplinados, fizessem parte de um apêndice de terapêutica médica, como valiosíssimo subsídio para a cura ou melhora das doenças de caráter nervoso, poupandose os pacientes do uso imoderado de psicotrópicos etc.

Agradeço-lhe, meu caro, os benefícios que me trouxe o seu livro *Yoga para Nervosos.* E se esta minha carta, além do objetivo de expressar a minha gratidão, puder servir para outra finalidade, dou-lhe plena liberdade a que dela se utilize para o que bem lhe aprouver.

Cordiais saudações." (Paulo Graveiro Durand)

Apesar de escrita em março de 1969, somente agora, passados 23 anos, eu a publico, e o faço com a maior reverência, gratidão e muito emocionado. Que desassombro! Que bondade! Que grande amor à verdade! É uma insofismável constatação de que estranho, miraculoso e insondável poder opera o "método".

Que Deus envolva em sua Paz de amplidão insondável aquele generoso médico, que, mesmo em agonia, quis servir assim à sublime causa da Verdade. Até o fim conduziu-se como um verdadeiro médico no afã de servir a todos que vierem a praticar o "método".

Caso 70

A carta do cirurgião Dr. Paulo Roberto da Silva é muito emocionante para mim, que me tornei seu amigo de longa data. Sua experiência com o "método" foi tão marcante que hoje, em Porto Velho (Rondônia), associa seu desempenho médico como diretor da "Assistência Médica Empresarial" e da "Clínica Sathya Sai Baba" com uma sala onde ensina Yogaterapia. A primeira vez que tornou pública sua história com o "método", durante um seminário da Academia Hermógenes, fez muitos dos presentes se emocionarem até as lágrimas. Vejamos sua carta:

"Minha história é bastante conhecida e, com certeza, não é diferente de inúmeras que o senhor, através de seus ensinamentos espirituais e do Yoga, ajudou a ter um epílogo harmonioso. Iniciei a prática de Yogaterapia em sua Academia, há dez anos. Procurei Yoga em virtude de grave crise depressiva e da falta de objetivo e de sentido de viver que se instalou em mim (...) Eu vivia à base de medicamentos antidepressivos e tranqüilizantes. Tinha pensamentos angustiantes e negativos a todo instante, e não tinha incentivo para a vida, apesar de materialmente nada me faltar: bons empregos, saúde física, filhos lindos e saudáveis e esposa maravilhosa.

Mas a vida não é só isso. Tudo aquilo que eu tinha não me satisfazia absolutamente.

Com a Graça de Deus, iniciei as aulas de Yoga em sua Academia. Praticava diariamente em casa os conhecimentos adquiridos nas aulas e com a orientação de seu *Yoga para Nervosos*. Em apenas quatro meses de aulas consegui superar todos os males que me afligiam. A depressão e a angústia desapareceram, e não fiz mais uso de qualquer medicamento.

É incrível a sensação de bem-estar quando desaparecem por completo a angústia, a ansiedade e a depressão. É lindo quando a gente descobre a verdadeira essência da vida.

Obrigado, Deus, por nos ter permitido conhecer o Yoga e Sai Baba."

Um depoimento tão eloqüente, se partido de pessoa ingênua, teria um valor relativo, mas de um médico ativo em seu trabalho é de se respeitar. Não é?

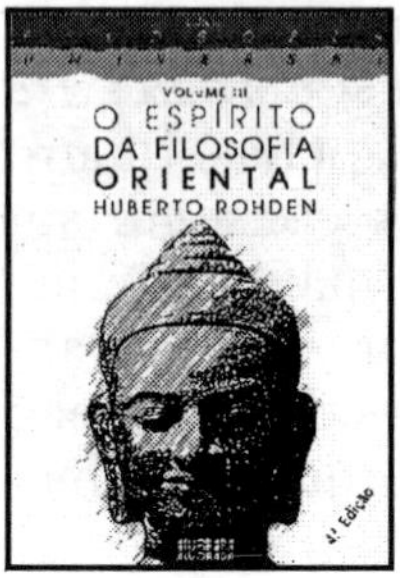

O ESPÍRITO DA FILOSOFIA ORIENTAL
Huberto Rohden
Formato: 14 x 21
160 páginas
Editora Martin Claret
Tel.: (011) 262-8144
São Paulo
1994
(Ver pág. 139)

Ioga e Auto-Realização

HUBERTO ROHDEN

Diversos tipos de Ioga

A palavra sânscrita "ioga" significa literalmente "jugo" (em latim *jugum*, em grego *zygos*, em alemão *Joch*, em inglês *yoke*). Mas o seu sentido simbólico é "união". Assim como dois animais de tração unidos por um jugo prestam determinado trabalho que nenhum deles, separadamente, poderia prestar, assim pode o homem, quando unido a Deus, realizar algo que, sem essa união, não poderia realizar.

Ioga é, pois, um método pelo qual o homem se realiza plenamente, despertando em si as potências latentes do seu ignoto Eu divino.

Encontramos, na filosofia oriental, cinco tipos principais de exercícios de ioga, a saber: 1) hatha-ioga, 2) raja-ioga, 3) bhakti-ioga, 4) gnani-ioga, 5) karma-ioga.

1) Hatha-ioga

O hatha-iogue treina o seu corpo de tal modo, mediante variados processos de ginástica e posturas, que cada membro, cada músculo e cada nervo se torna instrumento dócil à inteligência e à vontade, executando, com presteza e facilidade, as ordens recebidas dessas faculdades.

Muitos consideram hatha-ioga como um fim em si mesmo; outros põem suas habilidades a serviço do dinheiro ou da admiração popular, como os faquires. Entretanto, pode a hatha-ioga ser utilizada como estágio preliminar e grau inferior para alcançar planos superiores de auto-realização, como fazem os Iogues mais avançados. É necessário que o candidato a graus superiores mentais e espirituais possua um corpo dotado de suficiente resistência e docilidade para poder suportar o impacto da enorme voltagem que o verdadeiro iogue dele exige.

Por isso, todo e qualquer iogue deve praticar ao menos os exercícios fundamentais da hatha-ioga, não sendo, porém, necessário recorrer a certas posturas exóticas e forçadas que são de praxe entre faquires e seus similares.

In medio virtus!

* * *

Alimentação pura e *respiração* correta fazem parte essencial da hatha-ioga.

Todo e qualquer alimento é produto da energia solar ("calorias"), que o organismo humano extrai de substâncias minerais, vegetais ou animais e incorpora em si mesmo na forma de energia vital. Sendo que o organismo humano necessita, sobretudo, de energia solar em estado orgânico, e sendo que os vegetais contêm essa energia em forma mais pura, porque em primeira instância (processo de fotossíntese!), é importante que o homem sensato que não queira falsificar o seu organismo extraia essa energia solar, de preferência, de substâncias vegetais. Pela forma da dentadura e vias digestivas do homem, verifica-se que o ser humano é, sobretudo, frugívoro, devendo a sua alimentação consistir, preponderantemente, de frutas, sementes, nozes, etc., embora as verduras possam entrar com boa porcentagem nessa dieta. A carne não faz parte da alimentação natural do homem, ainda que certas substâncias de origem animal, como ovos, leite e seus derivados possam ser adicionadas à dieta vegetal.

A desobediência quase geral às leis do organismo produz a maior parte das moléstias de que a humanidade sofre.

Quanto à respiração, é necessário que ela seja profunda na inalação e completa na exalação, a fim de saturar de oxigênio vitalizante o sangue e eliminar dele o dióxido de carbono. Algumas inalações e exalações profundas e completas, no início da concentração mental, purificam o sangue e acalmam os nervos, predispondo o homem para o ingresso num mundo de vibrações superiores. Durante a meditação profunda, a respiração se torna, naturalmente, leve e imperceptível até quase cessar por completo, quando a consciência físico-mental se aproxima do seu nadir e a consciência espiritual sobe rumo ao zênite.

O oxigênio da inalação, retido por algum tempo nos pulmões, com espontaneidade, se converte, sob o impacto da meditação, em *prana* (força vital), cuja presença facilita grandemente a criação de uma freqüência vibratória propícia à consciência espiritual.

2) Raja-ioga

Por este exercício aprende o homem a impor disciplina a seus pensamentos, aceitando os elementos positivos e construtores para sua individualidade total e rejeitando os de caráter negativo e destruidor. Esta sistemática seleção de pensamentos e seu controle consciente são de imensa importância, porque pensamentos são forças poderosas para a construção ou destruição da vida. Sem essa seleção e esse controle ninguém pode ascender a planos superiores de auto-realização.

Os antigos egípcios e outros povos cultos conheciam a arte secreta da "alquimia mental", que mais tarde degenerou na alquimia material. Sabiam eles que, mediante persistente treino e disciplina, pode o homem adquirir completo domínio sobre seu corpo, prevenir doenças e até influenciar objetos do ambiente, inclusive pensamentos e sentimentos de outros seres humanos. Graças a esse autodomínio, liberta-se o homem da tradicional escravidão do tempo e do espaço, do calor e do frio, a que o comum dos homens está sujeito.

Pelo mesmo princípio, pode o homem disciplinado isentar-se do impacto de vibrações emocionais negativas e indesejáveis; pode conservar-se perfeitamente calmo e sereno em face de qualquer ofensa ou afronta, senhor e soberano de qualquer influência externa, tornando-se verdadeiramente livre.

Uma vez que o homem aprendeu a controlar os seus pensamentos e sentimentos, entra numa zona de grande paz e tranqüilidade, nascidas da força que conquistou.

E está aberta a porta para realizações superiores.

3) Bhakti-ioga

Bhakti-ioga é o exercício do amor afetivo para com Deus, os homens e a natureza. Tem estreita afinidade com o tipo do místico que predomina no cristianismo medieval. É praticada por numerosos iogues do Oriente. Ramakrishna foi, nos últimos tempos, o tipo clássico da auto-realização pela bhakti-ioga. Neste plano sente-se o homem identificado com todas as formas de vida do universo, humanas e infra-humanas, como irradiações da Vida Divina. Amar o próximo como a si mesmo deixa de ser, nesse plano, uma virtude ética, passando a ser uma experiência mística, uma vez que o homem sente a presença de Deus em tudo.

4) Gnani-ioga

Na zona da gnani-ioga (escrito também *inani*, mas pronunciado *nani*) entra o homem no mundo mais alto da espiritualidade racional, ultrapassando corpo, mente e coração, isto é, as três formas anteriores de ioga. É amor, e não apenas caridade. É este o plano da maior parte dos antigos neoplatônicos, dentro e fora do cristianismo, sobretudo, de Meister Eckhart e seus discípulos, cuja mística, sem deixar de ser afetiva, é assinalada por uma suprema racionalidade. A frase de Schweitzer "*die Liebe ist die hoechste Vernunft*" (o amor é a mais alta razão) qualifica admiravelmente a gnani-ioga, suposto que a palavra "razão" (em latim *ratio*, em grego *lógos*) não seja tomada como sinônimo, ou até homônimo, de "inteligência", como geralmente acontece. A inteligência é analítica e move-se no plano horizontal dos objetos individuais, ao passo que a razão é intuitiva, e o seu mundo é o reino imenso da Realidade Universal.

O primeiro contacto experimental com esse mundo da razão intuitiva provoca, não raro, um alheamento do plano dos sentidos e do intelecto (êxtase, *samadhi*), levando a alma à zona mística; entretanto, se o homem atingir as regiões supremas para além da própria mística, entrará no estado cósmico ou crístico, onde todas as consciências — física, mental e espiritual — se fundem harmonicamente numa só consciência, e o homem vive normalmente em todos os planos da realidade, atuando no mundo espiritual, mental e material, sem ser contaminado por eles. Neste plano universal, o homem se assemelha à luz, única realidade que não se torna impura em virtude das impurezas que tange e purifica.

5) Karma-ioga

A karmaioga, ou ioga da ação, põe ao serviço da vida própria e dos outros todas as experiências internas da ioga multiforme, realizando dinamicamente o que reconheceu como sendo verdade, indiferente aos resultados, positivos ou negativos, que daí possam surgir. Não afere o valor dos seus atos pelos efeitos visíveis ou palpáveis, sequer espera admiração, louvores, reconhecimento, gratidão ou outra recompensa qualquer pela verdade que pratica; age só por amor à própria verdade. O verdadeiro karma-iogue interessa-se desinteressadamente por tudo que faz parte da vida humana, em qualquer setor da sua atividade. Não se exalta com triunfos externos, nem se sente frustrado com as derrotas sofridas. Aceita censuras e elogios como meio para sua auto-realização.

O homem que pratica, com persistência e pureza, a verdadeira ioga em suas formas várias, atingirá infalivelmente altíssimo grau de auto-realização e de imperturbável felicidade.

A imanência da psicologia e a transcendência da Ioga

Carl G. Jung é o campeão da mais avançada psicologia ocidental, que procura culminar numa tal ou qual psicoterapia. Superou a *substrutura* "id" de Freud, bem como a *estrutura* "ego" de Adler e iniciou uma *super-estrutura* rumo a um "super-ego" (Eu).

Segundo Jung, há em cada ser humano certos "arquétipos" (*Urbilder*), imagens fundamentais que fazem parte da natureza humana, independentes do saber ou querer consciente do homem. Um desses "arquétipos" é a idéia Deus.

Essas imagens parecem apontar para algo além do homem, algo trans, ou transcendente — assim como a seta à beira da estrada aponta para alguma cidade distante, mas essa cidade não está presente na seta. O viajor olha para a seta, fixa a direção da ponta da flecha, que vai, digamos, rumo norte — isto é "científico" — mas, se o viajante admite a realidade de uma cidade no norte, cidade que ele não vê, isso não é considerado "científico", porque o viajante, em nosso caso, o psicólogo, só pode "cientificamente" admitir o que vê, ouve, tange, etc. E, como a cidade longínqua não é objeto de visão, audição, tato, etc., ela não pode ser admitida "cientificamente". Na cidade ausente só pode o viajante crer, mas não a pode ver, e só esse ver é que é cientificamente admissível.

É esta, mais ou menos, a atitude da psicologia de Jung e da sua escola. Os psicólogos dizem, para ficar dentro dos limites da "ciência exata": só podemos admitir o que está *imanente* na seta, e, nada do que lhe é *transcendente;* não podemos admitir algum objeto longínquo apontado pela seta, mas não contido na seta.

Quem admite uma realidade transcendente, dizem eles, não procede "cientificamente", procede como um crente, um religioso, um místico, um iogue.

Graças a esta atitude, como frisa J. W. Hauer, no seu livro monumental *Der Ioga*, Jung pára no conceito da *psicoterapia*, mas não vai até à *logoterapia*, como Victor Frankl. Mas, como a psicoterapia é apenas uma terapia de sintomas, e não da raiz, esse processo não contém verdadeira terapia. Imanente não cura imanente. Uma turbina ao nível dum lago não pode ser movida pelas águas do lago, por maior que seja o volume destas águas. Falta voltagem; amperagem não resolve. Somente o desnível, uma cachoeira, por exemplo, é que dá movimento.

No pretenso processo psicoterápico não há desnível entre o doente e a terapêutica, e por isto não há verdadeira cura, que supõe diferença de nível. A psicoterapia é toda do ego, procurando agir sobre outro ego, o que é falta de desnível. Na ioga, há desnível, o ego doente é curado pelo Eu sadio.

Entre imanência e transcendência há desnível, ectropia.

Entre imanência e imanência não há desnível, há entropia.

Para o oriental, sobretudo o iogue, é espontaneamente evidente que há uma *Realidade Transcendente* para além das *Facticidades imanentes*, porque estas não teriam sentido sem aquela — assim como uma seta na encruzilhada apontando para uma cidade não teria sentido se essa cidade não existisse; seria um apontante sem um apontado. Estranhamente, porém, para o ocidental parece ser "científico" admitir um *apontante* sem um *apontado*, uma agulha magnética que aponta para o pólo norte, sem que esse pólo norte exista independente da agulha.

Por que essa estranha atitude do ocidental?

Porque o ocidental é, por excelência, o homem da *análise intelectual*, ao passo que o oriental se guia, por via de regra, por uma *intuição espiritual*. O ocidental tem toda a confiança numa perfeita análise intelectual, e sente-se tomado de uma certa fobia e insegurança em face da chamada intuição espiritual.

Essa atitude do ocidental é, em grande parte, o produto de quase 2.000 anos de *teologia artificial*, substituindo a *religião natural.* O cientista ocidental sente uma repugnância instintiva em face da idéia de ser tomado por um crente, em vez de um ciente. Ciência lhe parece superioridade, crença tem ares de inferioridade. As teologias, é claro, exigem crença nas suas doutrinas. A religião, porém, não se baseia em crenças, mas sim na sapiência, isto é, na experiência e no saboreamento (sapiência) interno da própria Realidade.

A ciência é da inteligência.

A crença é da vontade.

A sapiência é da razão.

O homem religioso, que é o verdadeiro iogue, age em nome da razão, da mais alta racionalidade — muito além da inteligência e da vontade.

Mas, como é uso e abuso, no Ocidente, identificar teologia com religião, o cientista recusa-se a crer e prefere inteligir, porque vê uma superioridade na ciência e uma inferioridade na crença. Se ele chegasse às alturas da religião, que é sinônimo de ioga, veria que a sapiência ultrapassa tanto a ciência como a crença.

Na ioga oriental não há teologia, há tão-somente religião.

Religio, como já lembrou Santo Agostinho, no século V, vem de *religare,* algo que religa o finito com o Infinito, uma ligação consciente e livre entre o homem e Deus — e, neste sentido exato, coincide com a idéia de ioga, palavra sânscrita para *união*: pela ioga, ou religião, se une o homem a Deus.

Na filosofia oriental não existe esse instintivo pavor antireligioso que caracteriza grande parte da psicologia ocidental, porque não há base para esse pavor, que nasce da confusão entre teologia e religião. Ioga é religião, e religião é ioga.

Por conseguinte, quem apenas admite *arquétipos imanentes,* e não uma *realidade transcendente,* da qual esses arquétipos sejam reflexos espontâneos, não pode curar o homem dos seus males; pratica charlatanismo em nome da psicoterapia, mas não cura pela *logoterapia,* ou *cosmoterapia.*

Cosmoterapia supõe o contato consciente com a alma do Universo.

Quem está doente nunca é o UNO, mas tão-somente o VERSO.

Por outro lado, quem pode curar nunca é o VERSO, mas tão-somente o UNO.

No plano da simples psicoterapia imanente, o VERSO tenta curar o VERSO.

No processo da logoterapia, ou cosmoterapia, o UNO cura o VERSO.

Para que o ego doente sinta um impacto dinâmico da parte

do Eu, deve haver distância (não local, mas consciente) entre o curando e o curador.

Esse desnível, essa alteridade, essa ectropia entre o ego movendo e o Eu movente, são essencialmente necessários.

Verdade é que o intelecto analítico do homem não pode falar em nome de uma Alteridade Transcendente — pois todo ele é Identidade Imanente —, não pode agir em virtude de algo maior do que ele mesmo. Mas há no homem ultra-intelectual algo que não analisa, mas "fareja" o Transcendente. O homem que não tenha despertado em si esse "faro cósmico" não pode admitir cosmoterapia; vê a seta à beira da estrada, mas não admite a realidade da cidade apontada pela seta. Esse homem permanece no plano *penúltimo* da psicoterapia, e nada sabe do estágio *último* da logoterapia ou da cosmoterapia.

Embora o homem-ego, no plano da inteligência analítica, não possa submeter o Transcendente a uma análise de laboratório; embora ele não possa invadir essa zona transcendente, contudo ele pode *ser invadido pelo transcendente*, suposto que seja *invadível*, que abra as portas para essa invasão cósmica. Se o homem estabelecer em si um clima de *invasibilidade*, de receptividade, de *fides*, de fidelidade e harmonia com a alma do cosmos, é certo que vai ter a experiência do Transcendente.

"Quando o discípulo está pronto — então o Mestre aparece..."

A cosmoterapia, como se vê, é muito mais uma questão de *atitude de profundidade* do que de *atos de superfície*. O que decide não é este ou aquele *agir transitório*, mas sim um modo de *ser permanente*.

Leitura Recomendada

A essência do conceito clipping *é informar e motivar. Neste último capítulo deste livro-clipping, apresentamos ao leitor comentários sobre os livros-matrizes, de onde os textos foram extraídos. Geralmente são prefácios ou introduções explicando a obra e sua finalidade.*

O conteúdo dos livros desta coleção é auto-suficiente, mas ao leitor que deseje conhecimentos mais completos, recomendamos a leitura dos livros-fonte — aliás, esta é uma das razões da "invenção" da coleção O Poder do Poder.

A maioria dos livros aqui recomendados encontram-se disponíveis em livrarias ou nas respectivas editoras.

Faça Yôga Antes que Você Precise

(Ex-Prontuário de Yôga Antigo)

MESTRE DE ROSE — UNI-YÔGA

Sobre este célebre livro, o autor presta, aos seus antigos e novos leitores, as seguintes informações:

"Todo o universo está em permanente movimento e mudança. A única coisa permanente é a impermanência. Diante desta verdade cósmica, o meu livro — *Prontuário de Yôga Antigo* — também mudou para melhor. Sai, agora, mais completo e quantitativamente correto. O novo título — *Faça Yôga Antes que Você Precise* — está mais coerente com a natureza do texto e a mensagem que o livro apresenta."

O Prontuário de Yôga Antigo foi escrito nos anos sessenta ("the sixties"). É uma obra *cult*. Tem uma legião de admiradores que relêem sucessivas vezes, colecionam edições diferentes e presenteiam-na a todos os amigos. Até hoje, anos depois de se esgotar sua última edição, os livreiros seguem sendo assediados pelo fã-clube do *Prontuário*, que não se conforma com sua falta.

Contudo, o *Prontuário* é um livro pesado e rebuscado como o próprio espírito do Yôga daquela época aqui no Ocidente. Hoje, trinta anos depois, desenvolvi uma linguagem que me permite dizer muito mais, com menos palavras. Mais respiratórios, mais mantras, mais meditações, mais exercícios.

A estrutura original do Swásthya Yôga, é claro, não mudou. A sistematização, as regras gerais, a nomenclatura, nada mudou. O que melhorou foi a maneira de transmitir tudo isso. Podemos dizer que este é o *Prontuário de Yôga Antigo* elevado à milésima potência. É um livro novo, que não tem mais o clima acadêmico e formal das edições anteriores. Fiquei mais velho, meu livro ficou mais jovem.

Para conhecer a proposta deste livro

Leia as mensagens do Ravi Shankar, Indra Devi e outras personalidades, que estão reproduzidas nas primeiras páginas e na contra-capa. Passe os olhos no sumário das matérias. Depois, avance mais um pouco. Leia pelo menos o primeiro e, quem sabe, o segundo capítulo. Folheie e delicie-se com o conteúdo técnico, didático, filosófico e ético da obra.

Este livro contém 46 exercícios respiratórios, 32 mantras, 23 kriyás, 50 exercícios de concentração e meditação, 100 mudrás, mais de 1.000 técnicas corporais.

Se o livreiro se impacientar, diga-lhe que foi o autor que sugeriu. Afinal, você não pode comprar um livro sem saber se vai gostar. Na verdade sou eu que não quero que você adquira senão estiver bem certo do que quer. Um livro constitui relacionamento muito íntimo entre autor e leitor. É preciso empatia. É preciso que a gente se goste.

Espero que este primeiro contato seja o início de uma amizade duradoura, gratificante e enriquecedora entre nós dois."

Falar sobre o mestre De Rose é quase uma redundância. De Rose, além de codificador mundial do Swásthya Yôga, é o Presidente da Confederação Nacional das Federações de Yôga no Brasil; fundador da Uni-Yôga, a primeira Universidade de Yôga do Brasil, e introdutor do Yôga em universidades federais e católicas e praticamente em todo país, desde a década de 70. Há mais de 20 anos viaja anualmente à Índia.

Mestre De Rose é autor e tradutor de vários livros sobre o Yôga. É fundador e diretor da Rede De Rose — a maior rede de academias do País, com 195 unidades no Brasil e 30 no exterior (Al. Jaú, 2000 – Tel.: (011) 881-9821 e fax: 280-9491, São Paulo; Rio de Janeiro, Av. Copacabana, 583/306 – Tel.: (021) 255-4243.

A Libertação pelo Yôga

CAIO MIRANDA — LIVRARIA FREITAS BASTOS

O professor Caio Miranda foi um pioneiro do ensino do Yôga no Brasil. Seu Instituto de Yôga — oficializado e registrado em 1960 —, foi uma das escolas de Yôga mais famosas do Rio de Janeiro.

Autor de vários livros sobre Yôga — entre eles Só Envelhece quem Quer — que alcançavam sucessivas edições. Sua obra mais célebre é a Libertação pelo Yôga, *cuja 3ª edição foi publicada pela Livraria Freitas Bastos, em 1963.*

Na abertura do livro os editores fazem os seguintes comentários:

"A Libertação pelo Yôga", nesta ou em qualquer de suas futuras edições, dispensa prefácios ou apresentações. É obra já divulgada em todo o mundo e "best-seller" absoluto, onde quer que se apresente.

Católicos, maçons, rosacruzes, espíritas, teósofos, esoteristas, livres-pensadores, umbandistas, yoguins e materialistas têm se abeberado no seu precioso texto e ali encontrado resposta às indagações dos seus espíritos, pois o livro concilia todas as concepções filosóficoespiritualistas até aqui surgidas sobre a Terra.

Sua primeira edição, esgotada em doze dias apenas, motivou uma segunda, cujo número de exemplares ultrapassou a tudo que, no Brasil, constituía recorde de publicações. Pois bem, esgotada também está essa edição, em menos de dois anos.

No intuito de não privar aqueles que ainda não conhecem este surpreendente livro, já vertido para doze diferentes idiomas, a Livraria Freitas Bastos e a Editorial Bibliográfica do Brasil tem o prazer de apresentar essa terceira edição, corrigida, revista e aumentada pelo autor.

Infelizmente esta obra está esgotada e raramente é encontrada em "sebos". A qualidade do seu texto e a importância de sua mensagem educacional fazem-na um livro raro e de grande valor bibliográfico.

Bhagavad Gita

HUBERTO ROHDEN — EDITORA MARTIN CLARET

O *Mahabharata* é o grande poema épico — cerca de 12 mil páginas — e foi escrito, originalmente, em sânscrito. Ninguém sabe ao certo a data em que foi composto. A narração é dividida em 18 livros, 8 vezes o volume da *Ilíada* e da *Odisséia* juntos e constitui, com o *Ramaiana,* o corpo fundamental da literatura indiana. São a saga fundadora da civilização oriental.

O *Mahabharata* conta a história de uma disputa dinástica que culmina com a aterradora batalha entre os dois ramos de uma família — os Kurus e os Pandavas. Segundo o calendário indiano, essa guerra fratricida teria ocorrido no ano 3.102 a.C., o início da Era Kaliyuga. O tema central de suas 110 mil estrofes deve ser compreendido como uma mensagem moral e filosófica, e não apenas histórica.

Em 1989 o *Mahabharata* foi filmado pelo revolucionário diretor inglês Peter Brook. A saga hindu vira cinema transcendental e interroga a crise espiritual ocidental. O filme tem duração de 171 minutos e constitui programa cultural obrigatório.

O *Bhagavad-Gita* — "Canto do Bem-Aventurado" ou "Canção Sublime" é o 6º e mais famoso livro do *Mahabharata* (contém 18 capítulos) e descreve, em forma de diálogo entre Krishna e Arjuna, a inquietação metafísica e a tragicidade da condição humana, na véspera da terrível batalha. Desde tempos imemoriais "A Canção Sublime" é lida como uma obra metafísica e religiosa à parte do *Mahabharata*.

O *Bhagavad-Gita* é uma mensagem de autoconhecimento e auto-realização. Proclama a Yoga da ação. Foi traduzido para todas as línguas modernas e as maiores personalidades da Humanidade têm emitido, através dos tempos, as mais calorosas palavras sobre o seu conteúdo filosófico-educacional.

Huberto Rohden — como filósofo e educador —, oferece aos leitores brasileiros uma brilhante tradução deste livro sagrado, acrescida de seus sábios comentários sobre as sutilezas do poema. Rohden usou traduções inglesas e alemãs para realizar o seu trabalho literário. Na Introdução à obra, com aguda intuição, ele afirma: "A alma do *Bhagavad-Gita* é um poema de auto-redenção pela auto-realização baseado em autoconhecimento."

Nesta nova edição, estampamos na capa do livro a foto da famosa Flor de Lótus, nascida de uma semente de 50 mil anos, que o tradutor recebera, em 1953, do Dr. Horace Wester, diretor do jardim botânico de Washington, D.C. Também a presente edição sai agora com várias ilustrações sobre o tema do livro, o que enriquece visualmente o texto.

Com o propósito de dar o máximo de informação ao leitor e explicar a conexão que existe entre o "todo" e a "parte", imprimimos na área superior da capa do livro, em caracteres sânscritos, a palavra "Mahabharata".

Acreditamos que quem ler e vivenciar a mensagem deste livro realizará a plenitude de sua existência.

Autobiografia de um Iogue

PARAMAHANSA YOGANANDA — SUMMUS EDITORAL

No prefácio à edição norte-americana desta poderosa autobiografia, o professor W.Y. Wvans-Wentz, do Sc Jesus College, Oxford, Inglaterra, autor de The Tibetan Book of The Dead, *escreve estas belas palavras:*

O valor da *Autobiografia* de Yogananda ganha enorme realce pelo fato de ser um dos poucos livros aparecidos em inglês sobre os sábios da Índia, e escrito não por um jornalista ou um estrangeiro, mas por alguém da raça hindu e com o treinamento dos iogues — em resumo, um livro *sobre* iogues, *por* um iogue. Como relato de uma testemunha ocular das extraordinárias vidas e poderes dos modernos santos indianos, o livro tem, simultaneamente, valor oportuno e intemporal. A seu ilustre autor, a quem tive o prazer de conhecer tanto na Índia como na América, podem os leitores render o merecido apreço e gratidão. Seu invulgar documento biográfico é certamente uma das maiores revelações até hoje publicadas no Ocidente, sobre as profundezas da mente e do coração hindus, e sobre a riqueza espiritual da Índia.

Na 4ª capa da edição brasileira, seus editores reproduzem as seguintes opiniões de revistas e jornais norte-americanos sobre o livro:

Paramahansa Yogananda foi o primeiro grande mestre da Índia a viver no Oriente por um longo período (mais de trinta anos). Neste livro, ele explica com clareza as leis — sutis, mas definidas — pelas quais os iogues realizam milagres e atingem o autodomínio. Formado pela Universidade de Calcutá, Yogananda escreve com uma sinceridade inesquecível e com incisivo espírito. A *Autobiografia de um Iogue* foi traduzida para quatorze idiomas.

Um raro relato." — New York Times.

"Uma pura revelação... um relato intensamente humano... ajudará o gênero humano a se entender melhor a si mesmo... autobiografia no melhor sentido do termo... emocionante... este livro aparece no momento propício...narrado com delicioso espírito e com uma sinceridade irresistível...tão fascinante quanto qualquer novela." — *News Sentinel,* Fort Wayne, Indiana.

"Jamais houve algo, escrito em inglês ou em qualquer outra língua européia, como esta apresentação da ioga." — *Columbia University Press.*

"Um estudo fascinante e comentado com muita clareza." — *Newsweek.*

"Conheci Paramahansa Yogananda em Calcutá, em 1935. Desde então, acompanhei o relato de suas atividades nos Estados Unidos. Como uma luz brilhando em meio às trevas, assim foi a presença de Yogananda no mundo. Alma tão grande assim só raramente vem à terra, quando há real necessidade entre os homens." — *Sua Santidade, o Shankarachaya de Kanchipuram,* venerado líder espiritual de milhões de pessoas, no sul da Índia.

"Precisamos creditar a este livro o poder de provocar uma revolução espiritual." — *Schleswig-Holsteinische Tagespost,* Alemanha.

Recomendamos com entusiasmo a leitura deste livro. Nenhuma pessoa voltada para a busca espiritual poderá deixar de lê-lo e vivenciá-lo. Leitura obrigatória.

Raja Yoga — O Caminho Real

SWAMI VIVEKANANDA — EDITORA VEDANTA

Este livro é um conciso e profundo tratado de Yoga.

A Yoga é a filosofia perene que fornece ao ser humano os meios de estudar, dominar e dirigir a mente, elevando-a do plano individual e limitado das percepções sensórias e fenomenais ao plano universal e ilimitado da Superconsciência, onde o Humano se torna Divino, onde o Homem descobre-se como o Ser — meta da Religião e da Filosofia.

A Yoga foi fundada por Pátañjali (III séc. A.C.) estudando as implicações individuais da filosofia Sâmkhya. Sua doutrina está contida nos famosos "Aforismos". A Vedanta foi fundada por Bâdarâyana, inquirindo sobre a natureza dos três princípios, isto é, Deus (o Princípio Último, Brahman), o mundo e a alma individual.

Swami Vivekananda, cujo centenário de nascimento todo o mundo espiritual comemorou durante o ano de 1963, é o arauto contemporâneo da Yoga e da Vedanta. Suas palavras são a afirmação de sua própria realização. Trazem-nos a força e os meios que necessitamos para erguer-nos da condição impermanente e transitória de seres humanos ao estado inefável de Ser Puro.

Foi o discípulo formidável que Sri Ramakrishna, a Divina Encarnação, Deus feito homem, escolheu, para impartir ao mundo inteiro a mensagem da Realidade e da Verdade, do Conhecimento e da Felicidade.

Vivekananda foi a própria Religião Eterna — Yoga-Vedanta — ressurgindo na Índia, nestes nossos dias, projetando-se a todos os pontos do mundo, despertando outra vez o conceito de que o homem é, em essência, divino. Pela prática do viver inegoísta, da renúncia aos gozos sensórios, do controle da mente, do despojar-se das aparências com os olhos fixos na Realidade — o Uno-Sem-Segundo — essa latente divindade brilha, em todo Seu esplendor, irradia-se e se afirma: o homem torna-se, afinal, Deus.

No prefácio à edição brasileira (1967), Vijoyananda, um dos diletos discípulos de Vivekananda, organizador da edição comemorativa, escreve as seguintes palavras:

(...) Em janeiro de 1963, em muitas partes do mundo, celebrou-se o centenário de nascimento de Swami Vivekananda. Os devotos admiradores do grande Swami comemoraram tão sagrada e gloriosa data com oferendas à memória desse grande ser. Com profunda e respeitosa admiração também fazemos esta oferenda, a de seu próprio livro de Rãja-Yoga e suas seis conferências sobre o mesmo tema, em versão direta do original inglês.

(...) Foi em Nova York que o Swami pronunciou uma série de palestras sobre Rãja-Yoga e escreveu seu livro sobre esse tema. Ele, pessoalmente, havia realizado a meta da Rãja-Yoga (a Yoga real). Por seu próprio esforço e controle externo e interno havia logrado emancipar-se da envoltura da *prakriti* (natureza psicofísica). Passo a passo, controlando seu corpo e sua mente, o Swami chegou ao estado onde todas as ondas mentais que são as correntes dos desejos de quem deseja levar uma vida de limitações, ficaram dominadas por sua extraordinariamente poderosa vontade. Quando os poderes sobrenaturais (mencionados no texto) se apresentaram ante ele, rechaçou-os como algo perturbador, algo que podia mantê-lo separado de Deus.

Entretanto, como o sendeiro de Rãja-Yoga é muito científico e independente e leva-nos ao mesmo fim: a realização do Ser Sempre Livre e Deus Misericordioso, ponho este livro em suas mãos, com a bênção do grande Swami, como oferenda à recordação do centenário de seu aparecimento na terra. Acho, de todo coração, que meus irmãos ocidentais, se preparem previamente pela veracidade, pureza e sinceridade e sigam a leitura deste poderoso texto de espiritualidade e conquistem a meta: a Liberação. Liberação da constante insegurança, do medo, da morte e do persistente e equivocado culto à personalidade e dessa grande ilusão que apresenta como Realidade tudo o que é percebido pelos sentidos.

Saúde Plena: Yogaterapia

HERMÓGENES — RECORD / NOVA ERA

"Este livro do professor Hermógenes reafirma a potencialidade humana à saúde, instruindo-nos sobre cuidados múltiplos que devemos seguir em direção à plenitude de nossa saúde.

Para além da concepção organicista e mecanicista, além da concepção psicossomática, o autor encaminha para um processo responsável, abrangente de cuidados, integrando a saúde na somaterapia, psicoterapia, pranoterapia, eticoterapia, esteticoterapia e logoterapia. Este manual, em verdade uma história para uma saúde plena, nos afirma a possibilidade ecológica, mas ecologia humana, de sintonia ambiental e natural, num aprofundamento da sintonia cósmica universal. O professor Hermógenes saúda a educação e nos educa para a saúde, vivendo com inteireza, sanidade e amor para a perfeição de nossa felicidade humana."

(Dr. Emilio R. G. Mira y López, presidente da Comissão de Medicinas Alternativas e Tradicionais da Secretaria de Estado de Saúde do Rio de Janeiro)

Alguns depoimentos sobre o livro:

"Tornei-me um adepto fervoroso de Yogaterapia, com a perda de oito quilos, indicando-a à maioria de meus amigos e clientes, tanto no tratamento urológico e ginecológico e bem como em distúrbios glandulares, nos pré e pós-operatórios." (Dr. Moises Fisch)

"Incrível a sensação de bem-estar quando desapareceram por completo a angústia, a ansiedade e a depressão. É lindo quando a gente descobre a verdadeira Essência da Vida." (Dr. Paulo Roberto da Silva, cirurgião)

"Hoje podemos afirmar, com

ênfase, não ser concebível a existência de um homem biológicamente sadio sem conhecimento do Yoga." (Dr. Alberto Lohmann, Psiquiatra)

"Em um caso especial, o efeito de um livro do prof. Hermógenes foi maravilhoso... uma mulher culta, doutora em química... estava em tratamento com acupuntura, por um estado depressivo muito marcado. Já algo melhorada e tendo passado um ano, ela começou a praticar Yoga pelo livro e o resultado foi simplesmente sensacional." (Dr. David Susman, médico e autoridade mundial em acupuntura, Buenos Aires)

"Como médicos, não podemos nos negar a considerar um trabalho honesto, paciente e exaustivo como este encetado pelo professor Hermógenes há alguns anos!... O que devemos é aprofundar este estudo e empregá-lo como meio auxiliar de tratamento." (Dr. Fernando Feitosa da Luz, cirurgião)

"Em se tratando de medicina preventiva, ou seja, a medicina prevalente no século XX, a Yogaterapia é então insuperável." (Dr. Ephrain Rizzo, médico-hemoterapeuta)

O Espírito da Filosofia Oriental

HUBERTO ROHDEN — ALVORADA

O Espírito da Filosofia Oriental é o terceiro volume da Coleção Filosofia Universal. Os outros dois títulos são *O Pensamento Filosófico da Antiguidade* e *A Filosofia Contemporânea,* todos já publicados, com várias edições.

Estes livros são a essência dos cursos de Filosofia (e Religiões Comparadas) que o autor ministrou na American University de Washington, de 1946 a 1951, acrescidos do material dos cursos de Filosofia-Livre que Rohden também realizou na capital dos Estados Unidos da América do Norte, na mesma época.

Em notas preliminares o autor afirmou: "É experiência minha de vários anos de professor de filosofia, tanto no Brasil como nos Estados Unidos, que a maior parte dos estudantes que freqüentam meus cursos, ou lêem os meus livros, passam, geralmente, pelos seguintes estágios de evolução mental-espiritual: 1) estágio de confusão; 2) estágio de demolição; 3) estágio de reconstrução.

Para muitos, um verdadeiro Curso de Filosofia equivale a uma grande *catharsis* (purificação) lentamente realizada; para outros é como que uma dolorosa intervenção cirúrgica nos tecidos íntimos da alma. A verdade é inexorável, porém amiga, como o bisturi; por vezes, faz sangrar o coração, mas, depois de removidos os elementos mórbidos do erro e da ilusão, entra o corajoso sofredor numa vigorosa convalescença e começa a sentir as belezas e suavidades da vida muito mais intensa e conscientemente do que nunca dantes.

Ser filósofo não quer, pois, dizer decorar uma série de sistemas de pensamento humano horizontalmente alinhados e analiticamente justapostos; esse erro e método fastidioso tem afastado muitos homens da verdadeira filosofia. Ser filósofo quer dizer descobrir as linhas-mestras através da desconcertante, e, por vezes, caótica, multiplicidade de sistemas e correntes; enxergar essas linhas como torrentes convergentes do mesmo pensamento; ver o *simbolizado* através dos *símbolos,* a unidade através da multiplicidade.

O filósofo é um sábio e um santo, e, por isto mesmo, um homem perfeito e feliz.

É neste espírito e nesta expectativa que entregamos ao público estes volumes da Filosofia Universal, que focalizam o drama do pensamento humano nos tempos antigos e modernos, levando aos leitores, Brasil afora, uns reflexos das luzes que iluminam os nossos estudantes dos Cursos de Filosofia Universal e Univérsica.

Avisamos a todos os interessados, estudantes ou leitores, de que não tratamos, nestes livros, ou nos cursos, da *história da filosofia* — mas, sim, da *filosofia da história.*"

**Este Livro-clipping
não tem um final.
A partir daqui
ele continua em você...
...como um poderoso
fermento criador!**

Coleção
O PODER DO PODER

O PODER DA AUTOCURA
O PODER DO PENSAMENTO
O PODER DA FÉ
O PODER DO MITO
O PODER DO ZEN
O PODER DO AUTO-CONHECIMENTO
O PODER DO SUCESSO
O PODER DO JEJUM
O PODER DO TAO
O PODER DO SILÊNCIO
O PODER DOS CHACRAS
O PODER DA COSMO-MEDITAÇÃO
O PODER DA LOGOTERAPIA
O PODER DO RISO
O PODER DA PNL
O PODER DA AUTO-IMAGEM
O PODER DAS FRUTAS
O PODER DA CROMOTERAPIA
O PODER DA ORAÇÃO
O PODER DA PALAVRA
O PODER DA AUTO-ESTIMA
O PODER DOS SÍMBOLOS
O PODER DOS TALISMÃS
O PODER DE ANDAR
O PODER DO DINHEIRO
O PODER DA ACUPUNTURA
O PODER DA ALHOTERAPIA
O PODER DO OTIMISMO
O PODER DAS PLANTAS MÁGICAS
O PODER DA YOGA-TERAPIA
O PODER DA NÃO VIOLÊNCIA
O PODER DA AUTO-SUGESTÃO
O PODER DA VISUALIZAÇÃO
O PODER DA AURA HUMANA
O PODER DAS PIRÂMIDES
O PODER DA SAÚDE HOLÍSTICA

LIVRO | MARTIN CLARET | CLIPPING